JAN HAHN | FELIX BAUER

IN NUR
2 MONATEN
ZUM
ERFOLG!

MEINE
SIXPACK
CHALLENGE

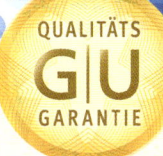

KAPITEL 2

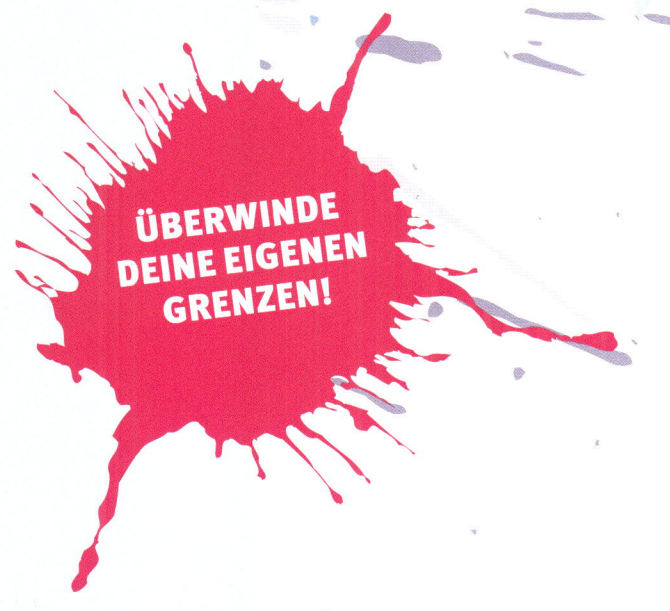

ÜBERWINDE DEINE EIGENEN GRENZEN!

4

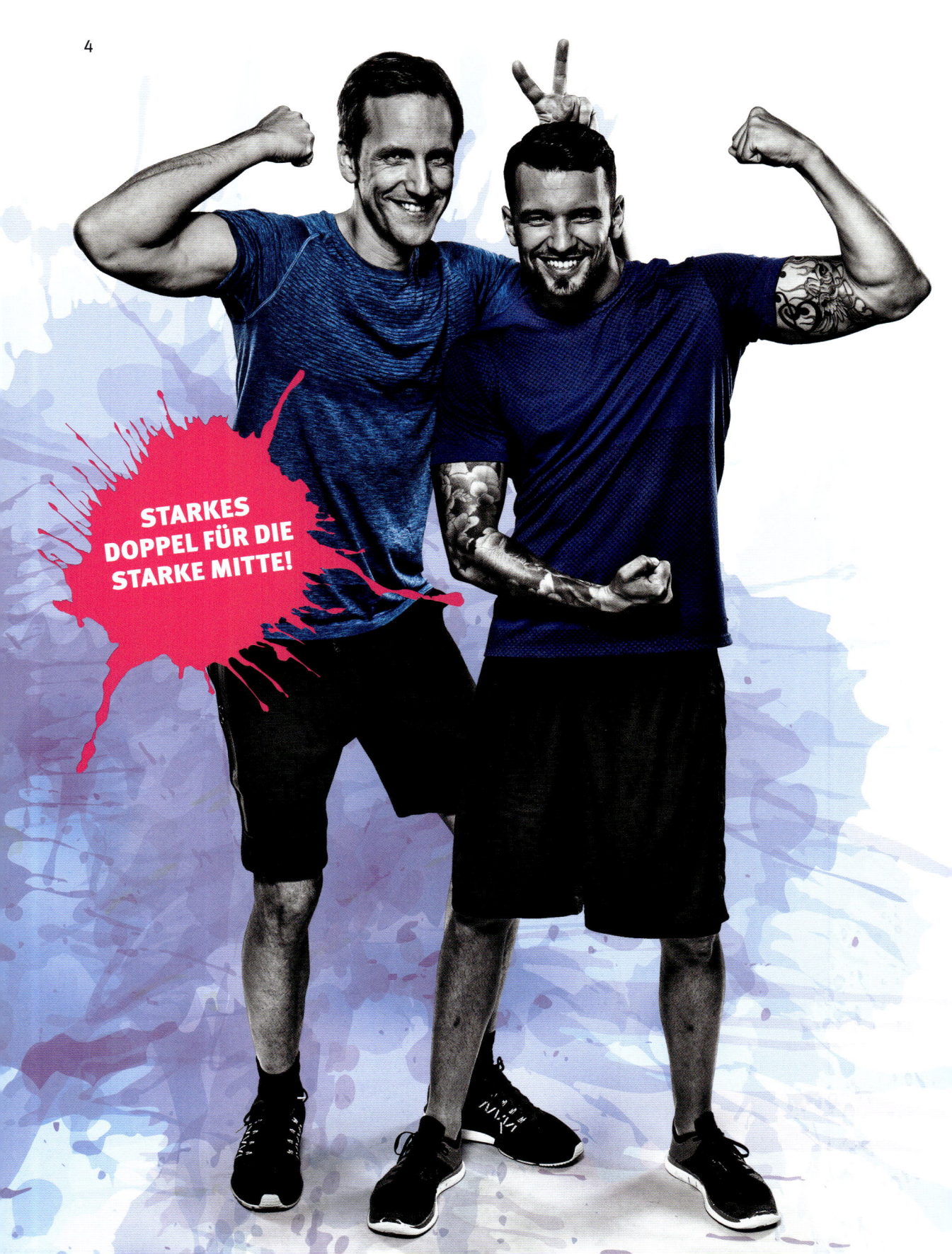

STARKES
DOPPEL FÜR DIE
STARKE MITTE!

EINE BESONDERE HERAUSFORDERUNG

FELIX: »BIST DU BEREIT?«

Du wünschst dir schon lange ein Sixpack, hast aber keine Lust auf Muckibude und langwieriges Training? Dann fordere ich dich hiermit zu deiner persönlichen Sixpack-Challenge heraus. Denn ich behaupte: Jeder kann mit nur 20 Minuten Aufwand am Tag innerhalb von 8 Wochen seine Bauchmuskeln auf Vordermann bringen!

Jan hat es bereits geschafft, und mit etwas Übung und Disziplin kannst auch du einen wohlgeformten und flachen Bauch bekommen. Das Trainingsprogramm, das ich für dieses Buch zusammengestellt habe, sorgt dafür, dass du eine bessere Haltung, einen starken Rumpf, einen flachen Bauch und eine schmale Taille bekommst. Die Ergebnisse werden schnell sichtbar. Das motiviert dich, weiterzumachen und durchzuhalten. Und du profitierst langfristig davon. Denn dadurch, dass du mehr Muskeln aufbaust, erhöhen sich dein Grundumsatz und dein Kalorienverbrauch.

Das Training ist in Intervallen aufgebaut, sodass die Intensität von Woche zu Woche steigt. So wirst du langsam, aber sicher immer größere Fortschritte machen.

Die Bauchmuskeln werden im Verbund des ganzen Körpers trainiert. Somit profitieren wir rundum von dem Training: Wir stärken unsere gesamte Rumpfmuskulatur, was für eine bessere Haltung, mehr Stabilität und eine gesunde Wirbelsäule sorgt. Durch das Ausdauertraining wird das Herz-Kreislauf-System in Schwung gebracht und der Stoffwechsel angekurbelt. Dadurch bekommst du zusätzlich eine bessere Kondition, sodass du im Alltag fitter und agiler bist. Durch einen höheren Kalorienverbrauch kannst du Gewicht verlieren und Fett abbauen. Das wird zusätzlich unterstützt durch eine gesunde und ausgewogene Ernährung.

Diese vielfältigen Faktoren helfen dir bei der Erreichung deines Ziels – ob dieses nun ein Sixpack ist oder dass du dich einfach in deinem Körper wieder richtig wohlfühlen willst. Gute Laune und ein Gefühl von Zufriedenheit, weil du dich motiviert hast und deinen inneren Schweinehund überwunden hast, sind, neben den rein körperlichen Aspekten, deine Belohnung.

Schau in den Spiegel und beantworte folgende Frage: Bist du bereit für die Sixpack-Challenge? Wenn du diese Frage mit einem knackigen Ja beantwortet kannst, dann begleite ich dich gern auf diesem Weg. Viel Spaß und viel Erfolg mit deiner Sixpack-Challenge wünscht dir Felix Bauer.

JAN: »CHALLENGE ANGENOMMEN!«

Spätestens ab 40 bekommt man Fitness nicht mehr einfach geschenkt, sondern man muss die Sache nun selbst in die Hand nehmen. Mir war wichtig, bewusst etwas für meine Gesundheit und mein Wohlbefinden zu tun. Dazu gehört es übrigens auch, auf eine ausgewogene Ernährung zu achten. Die Zeiten, in denen man einfach essen und trinken kann, was man will, sind vorbei! Mein persönliches Ziel bei Felix' Sixpack-Challenge war es, Bauchfett zu reduzieren und kräftige, schön definierte Muskeln aufzubauen. Die größte Herausforderung war dabei für mich persönlich, die Übungen in meinen Alltag zu integrieren, denn schließlich bin ich viel unterwegs. Aber da die Einheiten so kurz sind, hat es prima geklappt. Felix ist auch einfach ein super Trainer, der einem richtig Feuer unterm Hintern macht. Er hat mich bei der Challenge optimal unterstützt und motiviert.

Ich brauche jetzt kein Fitnessstudio mehr. Stattdessen kann ich jederzeit unterwegs oder zu Hause trainieren. Das Übungsprogramm ist die perfekte Kombi aus Fettverbrennung, Ausdauer und Muskelaufbau. Und es dauert gerade mal 20 Minuten am Tag. Das kann jeder schaffen!

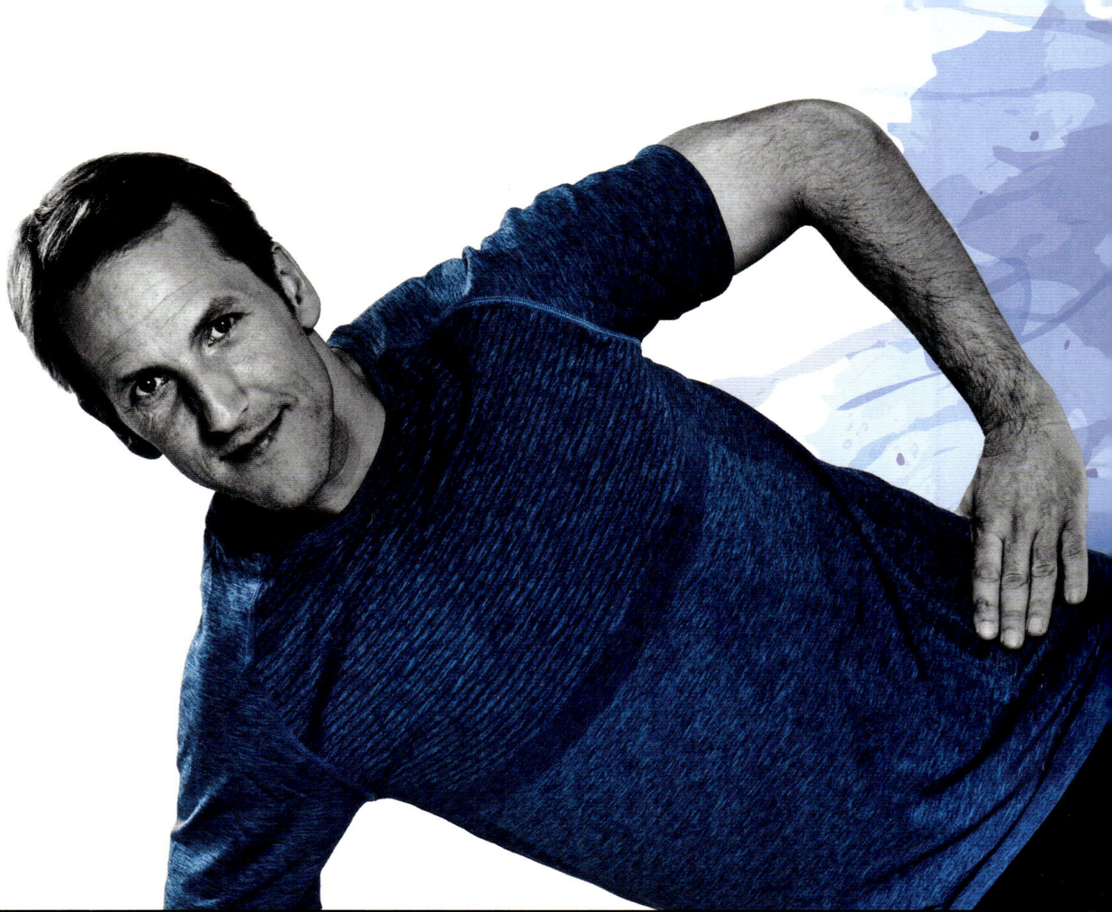

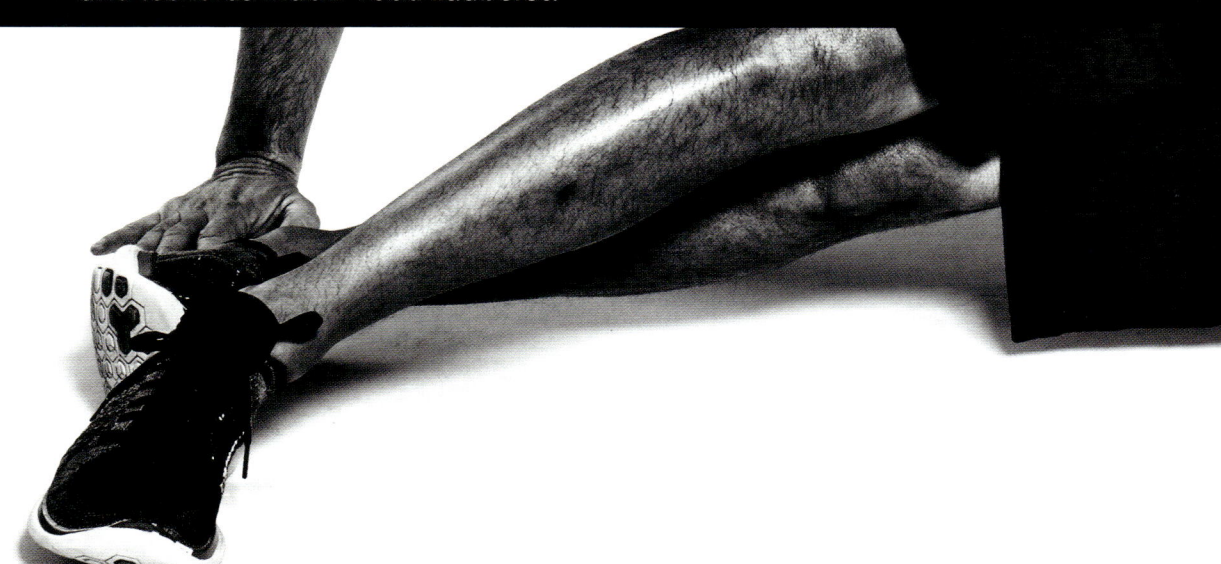

Ein bisschen Wissen hat noch keinem geschadet. Hier liest du, worauf es beim Sixpack-Training ankommt und was es dir bringt. Du erfährst etwas über Muskelzellen und Fettzellen, über Gesundheit und Fitness – und darüber, wie eine starke Mitte deinen ganzen Körper zusammenhält. Außerdem darfst du gleich mal damit beeindrucken, wie du den Kochlöffel schwingst und leckeres Mucki-Food zauberst!

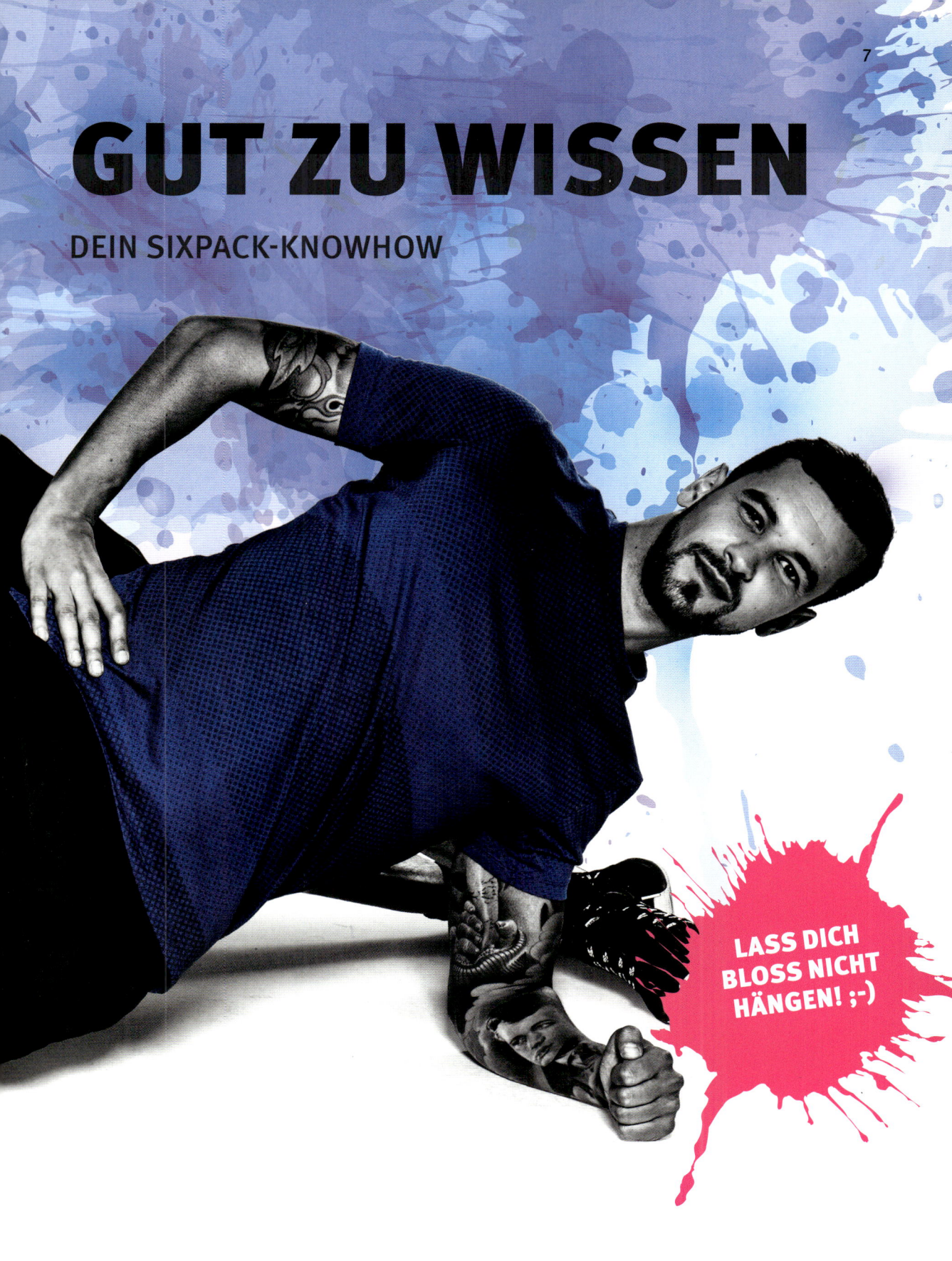

GUT ZU WISSEN

DEIN SIXPACK-KNOWHOW

LASS DICH BLOSS NICHT HÄNGEN! ;-)

BLICKPUNKT BAUCH

Die richtige Motivation ist schon das halbe Training, deshalb geben wir dir jetzt viele gute Gründe, mit deinem regelmäßigen Sixpack-Workout loszulegen. Denn dass ein wohlgeformter Bauch einfach spitze aussieht, ist nur die Kirsche auf dem Kuchen.

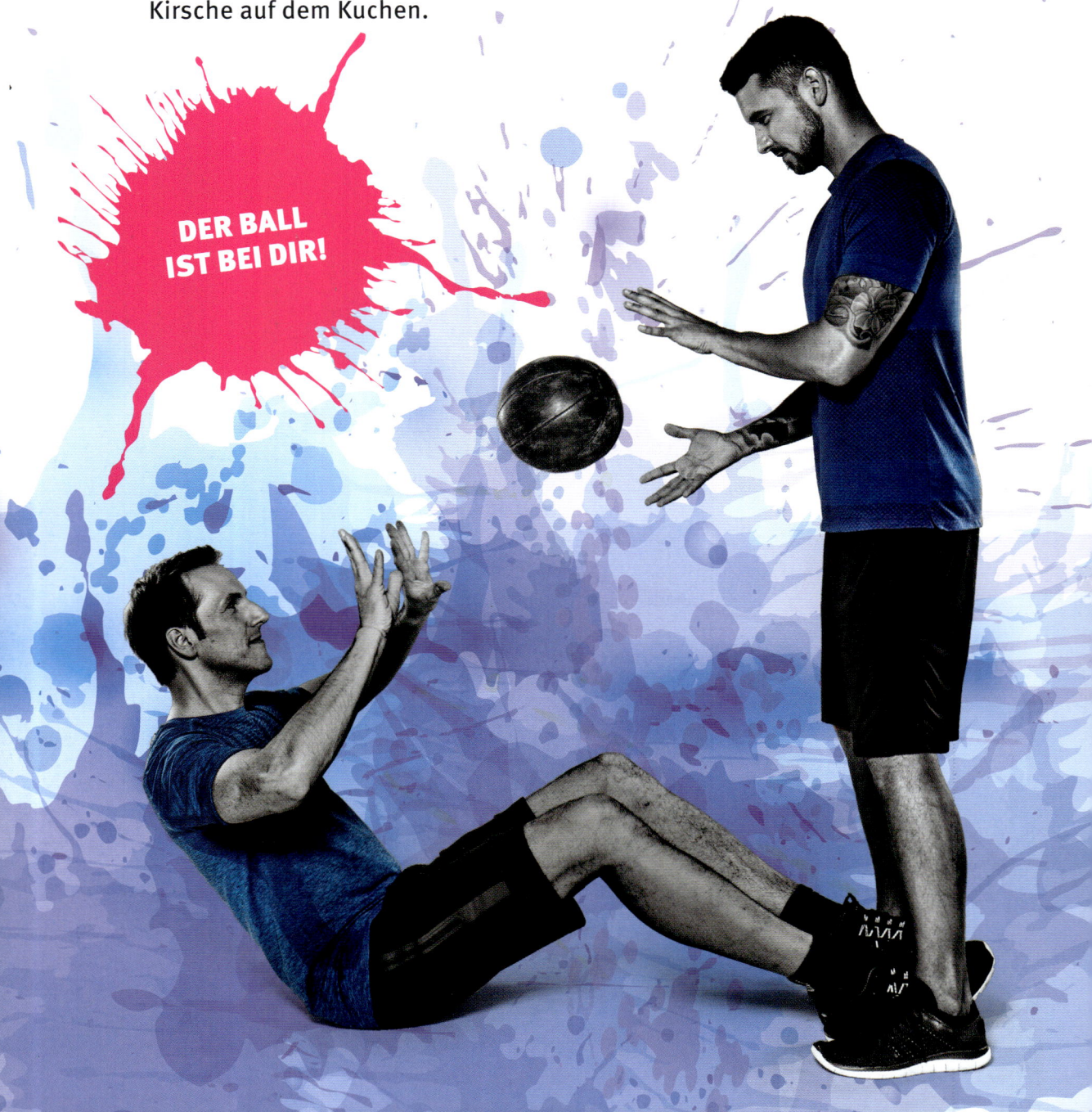

DER BALL
IST BEI DIR!

MEHR MUSKELN, WENIGER FETT

Für viele ist der Bauch die Problemzone Nummer eins. Dafür gibt es unterschiedliche Gründe. Das Bauchfett diente uns Menschen früher, als wir noch regelmäßig Hungerperioden erlebten, als Energiespeicher. Überschüssige Energie wurde am Bauch besonders schnell in Form von Fett abgelagert und für Notzeiten bereitgestellt. In diesen Phasen wurde die Energiereserve am Bauch schnell wieder abgebaut, das Fett verschwand. Und heute? Unsere Gene haben sich in der Beziehung noch nicht umgestellt, unsere Lebensweise schon. Wir gehen nicht mehr den ganzen Tag auf die Jagd und sind nicht mehr nur zu Fuß unterwegs. Unser Körper lagert aber immer noch Fettreserven am Bauch ein. Damit wissen wir auch, warum bei einer Diät der Jo-Jo-Effekt droht: Wenn wir dem Körper plötzlich nicht mehr die gewohnten Kalorien zuführen, hält er das für eine Notsituation. Sobald wir nach der Diät wieder normal essen, lagert er aus Angst vor einer erneuten Hungersnot noch mehr Fett ein. So kommt es, dass viele nach einer Diät bald noch mehr Gewicht auf die Waage bringen als vorher.

SCHLANKER BAUCH, MEHR GESUNDHEIT

Heutzutage gibt es bei uns kaum noch Notzeiten, sondern vielmehr einen ständigen Überfluss an Energie. Essen ist jederzeit verfügbar, und noch dazu leiden wir unter Bewegungsmangel, sodass die aufgenommene Energie gar nicht verbraucht wird. Zu viele Kalorien, zu wenig Bewegung, zu viel Stress: die Hauptverantwortlichen für Übergewicht.

Gefährliche Fettdepots

Wissenschaftler haben in den letzten Jahren herausgefunden, dass gerade das Bauchfett unserer Gesundheit schadet. Mal abgesehen vom optischen Aspekt ist vor allem das unsichtbare Fett im Bauchbereich gesundheitsgefährdend: Das sogenannte Eingeweidefett (viszerales Fett) lagert sich um die inneren Organe (Magen, Darm, Leber) ab. Das Fett speichert nicht nur Energie, es sendet auch Botenstoffe aus, die Entzündungsprozesse im Körper in Gang setzen. Durch zu viel Fett werden zudem Hormone produziert, die den Blutdruck erhöhen, den Blutzucker und die Blutfette negativ beeinflussen. Das ist ein Risikofaktor für Herz-Kreislauf-Erkrankungen, Diabetes und Schlaganfall. Mehr Bauchfett führt auch zu einem geringeren Testosteronspiegel, sodass übergewichtige Männer unter Potenzproblemen leiden können.

Muskeln aufbauen, Fett abbauen

Wenn du deine Bauchmuskeln trainierst, erhöhst du deinen Grundumsatz, was das Fett zum Schmelzen bringt. Da Muskeln mehr Energie verbrauchen als Fett, erhöhst du zudem insgesamt deinen Kalorienverbrauch. Zusätzlich kurbelt das Ausdauertraining deinen Stoffwechsel an, sodass weiter Fett abgebaut wird. Du baust Muskelmasse am Bauch auf und zugleich Fett im Körper ab: Mehr und mehr kommt ein Sixpack zum Vorschein. Dazu gehört auch eine gesunde, muskelfreundliche Ernährungsweise.

MASSBAND STATT WAAGE

Übergewicht wird heute meist mit dem BMI (Body-Mass-Index) berechnet. Dabei werden Größe und Gewicht ins Verhältnis gesetzt (Körpergewicht : Größe^2). Das sagt aber nichts über die Fettverteilung im Körper aus, selbst Normalgewichtige können zu viel viszerales Bauchfett haben. Mehr Aufschluss gibt das Maßband. Laut Weltgesundheitsorganisation (WHO) gelten für Männer 94 cm Bauchumfang als normal, für Frauen 80 cm. Ab einem Umfang von 102 cm bei Männern, 88 cm bei Frauen droht eine Gesundheitsgefährdung.

5 GUTE GRÜNDE FÜR EIN SIXPACK

Gewichtsreduzierung ist ein starkes Motiv, um sich ein Sixpack zuzulegen. Aber es gibt noch mehr gute Gründe, etwas für eine kraftvolle Mitte zu tun.

1 TOLL AUSSEHEN

Es lässt sich nicht leugnen: Ein flacher Bauch mit schönen Muskeln ist einfach sehr attraktiv. Ein Mann mit Sixpack hat einen höheren Testosteronspiegel und somit mehr Libido. Eine schlanke Taille und ein flacher Bauch wirken aber auch bei Frauen anziehend und sexy. Ob du nun schon vergeben bist oder noch suchst: Deine Ausstrahlung wird umso unwiderstehlicher, je wohler du dich in deinem Körper fühlst.

2 MEHR SELBSTBEWUSSTSEIN

Wer schlank ist und sich in seinem Körper richtig wohlfühlt, ist auch selbstbewusster. Du kannst genau die Kleidung tragen, die dir gefällt, ob enge Hosen oder figurbetonende Oberteile – frei von dem Gefühl, etwas verstecken zu müssen. Es ist doch ein echter Gute-Laune-Kick, wenn du feststellst, dass dir die alte Lieblingshose wieder passt! Du bekommst sofort Lust, dich neu einzukleiden. Das macht Spaß und trägt dazu bei, dass du selbstbewusst und mit einer positiven Einstellung durchs Leben gehst.

3 MEHR LEBENSQUALITÄT

Wer schlank ist und einen flachen Bauch hat, ist agiler, denn ein dicker Bauch schränkt ein und macht träge. Du wirst dich im Alltag bei vielen Bewegungen besser fühlen. Ein dicker Bauch kann schon beim Schuhebinden oder beim Sitzen am Schreibtisch hinderlich sein.

Da wir mit unserem Sixpack-Training nicht nur isoliert die Bauchmuskeln trainieren, sondern auch die anderen Muskelgruppen einbeziehen, wirst du insgesamt ein besseres Körpergefühl bekommen. Das bringt dich in allen Lebenslagen weiter. Du kannst beim Sport davon profitieren oder wenn du mit deinen Kindern spielst. Du hast mehr Spaß und Ausdauer beim Tanzen und bei anderen schönen Dingen. Du wirst dadurch auch viel entspannter, denn wer mehr Sport und Bewegung in seinen Alltag integriert, kann leichter Stress abbauen. Wenn du noch mehr Motivation brauchst, denk einfach an die nächste Badesaison …

4 GESUND BLEIBEN

Sixpack-Training ist Gesundheitsvorsorge. Mit einem flachen Bauch senkst du dein Risiko für Herz-Kreislauf-Erkrankungen, Schlaganfall, Diabetes, Krebs und Alzheimer. Wer Bauchfett reduziert, bekommt weniger Heißhungerattacken, denn Fettdepots am Bauch produzieren Hormone, die Hunger auslösen, obwohl wir eigentlich satt sind. Auch die Gelenke profitieren, wenn sie weniger Fett herumtragen müssen. Häufig leiden Menschen mit Übergewicht an Kniebeschwerden und haben dann noch weniger Lust auf einen sportlich aktiven Alltag. Das kann dir jetzt nicht mehr passieren!

5 GUTE HALTUNG

Mit unserem Training werden alle Bauchmuskelgruppen, aber auch die gesamte Rumpfmuskulatur gestärkt. Mit einem flachen Bauch und trainierten Bauchmuskeln streckst du dich automatisch in der Wirbelsäule nach oben. Der untere Rücken wird entlastet, Verspannungen in den Schultern lösen sich. Mit einem Sixpack beugst du Rückenbeschwerden und Haltungsschäden vor – und machst dabei einen stolzen, aufrechten Eindruck!

HEIZ DEN KALORIEN EIN

Wenn wir unsere Muskelmasse erhöhen, verbrauchen wir mehr Kalorien. Und zwar nicht nur während des Trainings, sondern auch im Ruhezustand, da sich unser Grundumsatz erhöht. Denn Muskelzellen verbrauchen bis zu 30 Prozent mehr Energie als Fettzellen. Das Ziel lautet also, nicht einfach nur an Gewicht abzunehmen, sondern Muskeln aufzubauen und Fett zu reduzieren. Das Gewicht verändert sich eventuell gar nicht so sehr. Deshalb ist ein Maßband zur Kontrolle besser geeignet als eine Waage (siehe Kasten Seite 9). Dein Bauchumfang und dein Körperbild werden sich stärker verändern als dein Gewicht.

DEN GRUNDUMSATZ ERHÖHEN

Der Grundumsatz ist der Kalorienverbrauch, den du in Ruhe grundsätzlich hast. Pro Tag werden rund 70 Prozent der aufgenommenen Kalorien für den Grundumsatz benötigt. Diese Energie braucht unser Körper, um uns am Leben zu halten. Er benötigt sie zur Aufrechterhaltung der Organfunktionen und der Atmung. Selbst wenn wir den ganzen Tag nur liegen, verbrennt unser Körper Energie.

Leider sinkt der Grundumsatz im Laufe unseres Lebens. Das liegt daran, dass wir Muskelmasse abbauen und dadurch weniger Kalorien verbrennen. Dieser Abbauprozess beginnt bereits mit 25 Jahren. Wenn wir nicht aktiv unsere Muskeln trainieren, baut der Körper im Durchschnitt pro Lebensjahrzehnt drei Kilo an Muskelmasse ab. Bei gleichbleibender Energiezufuhr bedeutet das logischerweise, dass wir im Laufe unseres Lebens automatisch zunehmen, wenn wir unsere Essgewohnheiten nicht entsprechend anpassen. Besser als weniger essen ist aber sowieso: mehr Bewegung!

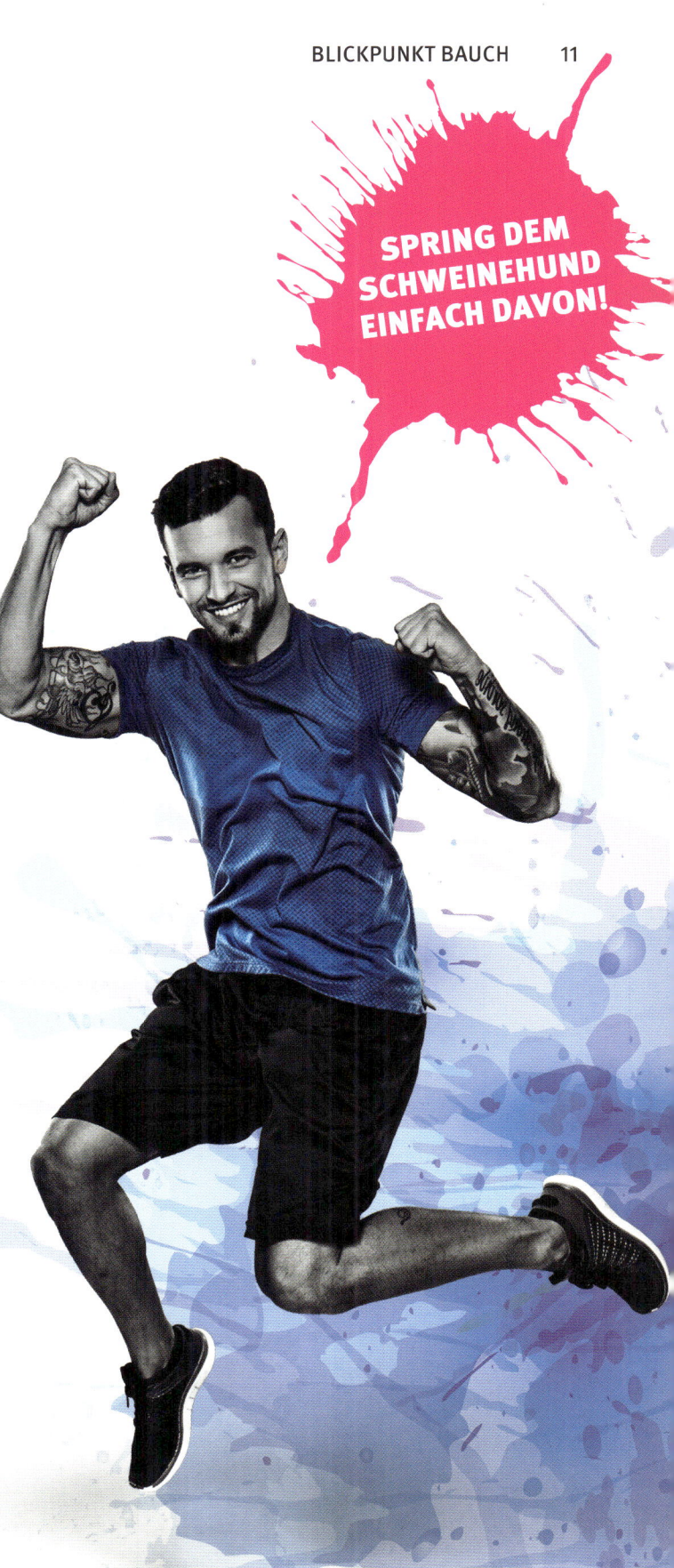

SPRING DEM SCHWEINEHUND EINFACH DAVON!

DEN STOFFWECHSEL ANKURBELN

Um zu verstehen, warum reine Diäten nicht funktionieren, muss man wissen, wie unser Stoffwechsel tickt.

Diäten machen dick und dicker

Bei einer Reduzierung der Kalorienaufnahme, ohne dass wir uns zugleich mehr bewegen, werden zuerst Flüssigkeit und Muskelmasse abgebaut. Das hat schlimme Folgen für den Organismus. Denn wenn die Muskelmasse weniger wird, schwächen wir damit nicht nur unseren ganzen Körper, sondern wir reduzieren auch noch unseren effektivsten Verbrennungsmotor von Energie, den wir haben – unsere Muskelzellen, die in ihren Zellkraftwerken, den Mitochondrien, fleißig Kalorien verheizen.
Für den Stoffwechsel ist die reduzierte Kalorienaufnahme ein Warnsignal: Der Körper befürchtet eine erneute Notsituation und lagert vorsorglich noch mehr Fett ein, der Stoffwechsel arbeitet auf Sparflamme. Auf diese Weise reduziert eine Diät unseren Grundumsatz. Wenn wir dann nach der Diät wieder normal essen, legen wir umso schneller wieder an Gewicht zu.

Schlanke Kalorienbilanz

Nur mit einem gezielten und regelmäßigen Training sowie einer ausgewogenen Ernährung kannst du den gefürchteten Jo-Jo-Effekt verhindern. Damit du an Gewicht abnehmen beziehungsweise Fettgewebe abbauen kannst, muss deine Kalorienbilanz negativ sein. Das heißt: Du musst mehr Energie verbrennen, als du zu dir nimmst. Allerdings solltest du andererseits darauf achten, dass du nicht weniger als 500 Kilokalorien (kcal) pro Tag aufnimmst. Sinkt nämlich deine Kalorienzufuhr zu sehr ab, werden über die Fettreserven hinaus auch Muskeln abgebaut, da sich dein Körper nun an den Proteinen, aus denen diese aufgebaut sind, für seine Energieversorgung bedient.

Muskeln sind dein bester Freund

Gezieltes Muskeltraining ist beim Abnehmen besonders wichtig, denn dadurch signalisierst du deinem Körper, dass die Muskeln benötigt werden und nicht abgebaut werden dürfen. Dann geht der Körper an die Fettreserven und baut diese ab.
Wenn du regelmäßig deine Muskeln trainierst, profitierst du zusätzlich von dem sogenannten Nachbrenneffekt: Der Körper macht sich nach dem Training daran, sich zu regenerieren, und hat in dieser Zeit einen erhöhten Kalorienverbrauch. Je intensiver die Belastung vorher war, desto stärker ist der Nachbrenneffekt. Deshalb ist das HIT-Workout (siehe ab Seite 70) so wichtig, denn mit dieser Trainingseinheit kurbelst du deinen Stoffwechsel besonders effektiv an.
Die Muskeln, die beim Training aktiviert werden, wachsen innerhalb der nächsten 48 Stunden nach dem Training. In dieser Zeit hat die Muskulatur einen erhöhten Energiebedarf. Wachsende Muskeln verbrauchen also auch im Ruhezustand wesentlich mehr Energie als inaktive Muskeln! Ist es nicht ein tolles Gefühl, dass sich sogar beim Chillen auf der Couch in deinen Muskeln etwas tut?

EIN BISSCHEN MOTIVATION – VON JAN FÜR DICH!

Die ersten spürbaren Erfolge kamen nach ein paar Tagen, und nach anderthalb Wochen war das sich abzeichnende Sixpack sogar schon klar zu sehen! Fühlen konnte ich es auch. Du kannst mir glauben, dass ich mir nicht nur einmal über den Bauch gestrichen habe! Nur der Speck musste noch weg, das hat etwas länger gedauert. Der Vorher-nachher-Effekt ist schon der Hammer! Ich hätte wirklich nie geglaubt, dass es in so kurzer Zeit klappt. Deshalb kann ich dir nur raten: Glaub von Anfang an fest an den Erfolg. Trainiere am besten zu zweit oder im Team, um dich zu motivieren. Denn allein ist man viel schneller bereit zu schummeln und den Fitnessgott einen guten Mann sein zu lassen.

AUFBAU DER BAUCH-MUSKULATUR

Zu den Bauchmuskeln zählt man die folgenden drei Muskelgruppen.

Vordere Bauchwandmuskeln:
- Gerader Bauchmuskel (Musculus rectus abdominis)
- Pyramidenmuskel (Musculus pyramidalis)

Seitliche Bauchwandmuskeln:
- Äußerer schräger Bauchmuskel (Musculus obliquus externus abdominis)
- Innerer schräger Bauchmuskel (Musculus obliquus internus abdominis)
- Quer verlaufender Bauchmuskel (Musculus transversus abdominis)

Hintere Bauchwandmuskeln:
- Quadratischer Lendenmuskel (Musculus quadratus lumborum)
- Großer Lendenmuskel (Musculus iliopsoas)

ÄUSSERE UND INNERE BAUCH-MUSKELN

Die Bauchmuskeln werden zudem in äußere und innere Bauchmuskeln unterschieden. Zu den äußeren Bauchmuskeln zählen die vorderen und seitlichen Bauchwandmuskeln. Zur inneren Bauchmuskulatur gehören die hinteren Bauchwandmuskeln.

Die äußeren Bauchmuskeln liegen direkt unter der Hautoberfläche. Das ist der Grund dafür, dass sie bei gutem Trainingszustand für das Auge schnell sichtbar werden. Der vordere gerade Bauchmuskel bildet bei gezieltem Training das berühmte und begehrte Sixpack, während die seitlichen Bauchmuskeln für eine schmale und schlanke Taille verantwortlich sind. Das typische Aussehen des Waschbrettbauchs entsteht übrigens dadurch, dass Zwischensehnen den senkrecht verlaufenden geraden Bauchmuskel horizontal queren. Dies ergibt bei den meisten Menschen ein Sixpack, bei manchen aber auch mehr oder weniger als sechs Wölbungen.

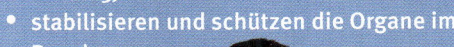

FUNKTIONEN DER BAUCHMUSKELN

Abgesehen vom optischen Effekt erfüllen die Bauchmuskeln viele wichtige Funktionen im Körper. Sie …
- stabilisieren und unterstützen die Wirbelsäule.
- sorgen für einen aufrechten Gang.
- gewährleisten die Beweglichkeit von Rumpf und Becken.
- unterstützen die Muskeln, die bei der Atmung arbeiten.
- üben die Bauchpresse aus (siehe Kasten Seite 15).
- stabilisieren und schützen die Organe im Bauchraum.

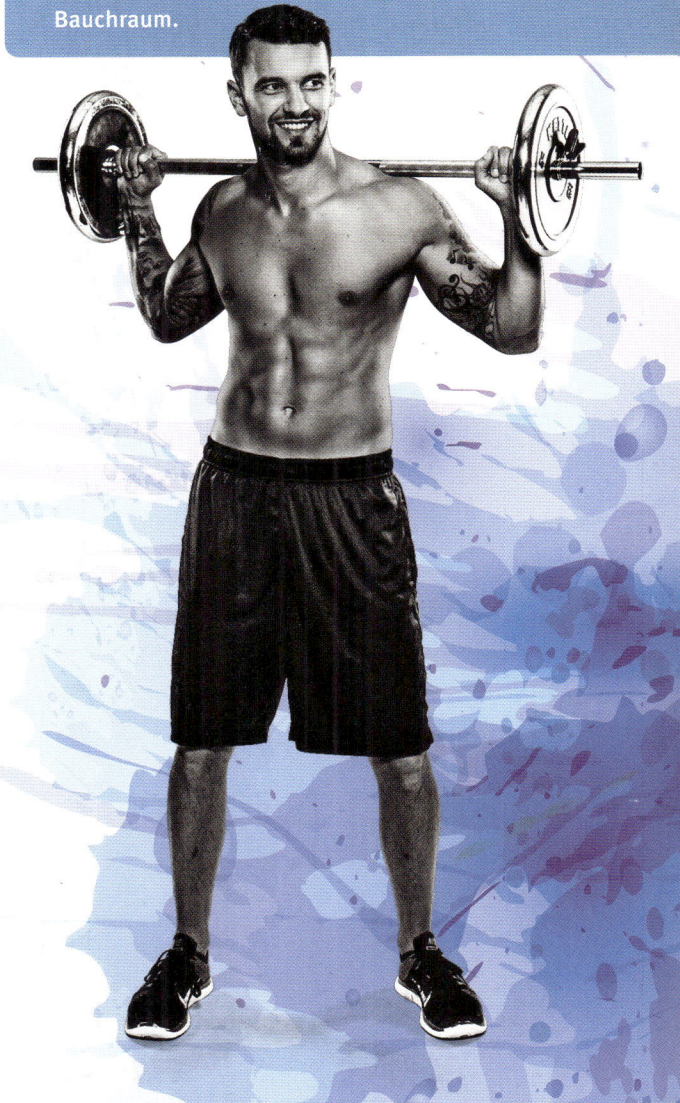

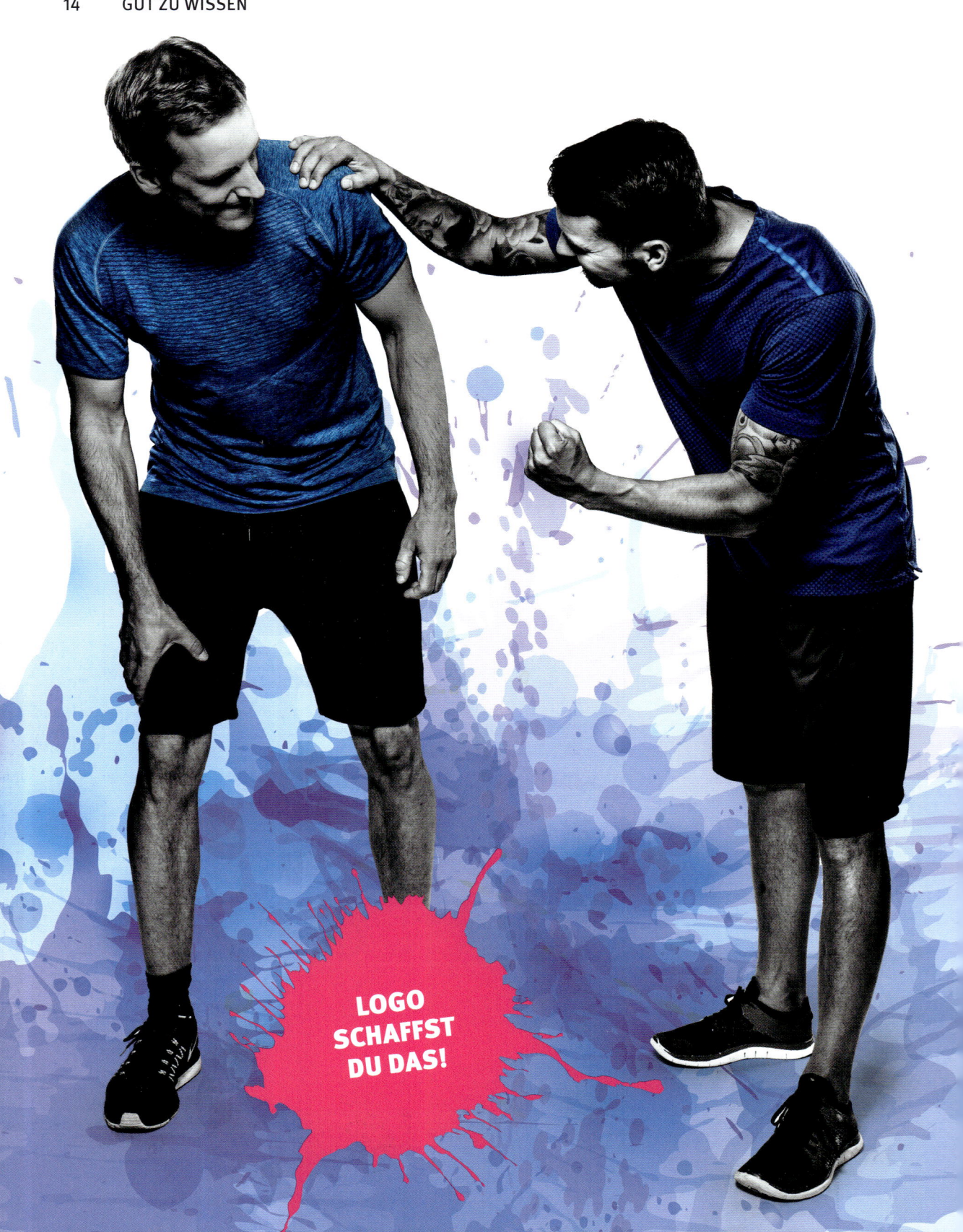

LOGO
SCHAFFST
DU DAS!

MUSKELN SIND TEAMPLAYER

Jeder Muskel im Bereich des Bauches hat seine speziellen Aufgaben, und doch funktioniert die Muskulatur nur im Verbund, wie besonders die Funktionsweise der wichtigsten und größten Muskeln zeigt.

Gerader vorderer Bauchmuskel

Die Hauptaufgabe des geraden vorderen Bauchmuskels ist die Rumpfbeuge beziehungsweise das Anheben der Beine. Der Muskel ist in sechs bis acht verschiedene Bereiche eingeteilt, die durch Sehnenteile voneinander getrennt sind. Wenn der Muskel ausreichend trainiert ist, sorgen diese Sehnen für die typische Waschbrettoptik (siehe auch Seite 13).
Zudem fungiert der gerade Bauchmuskel als bedeutsamster Gegenspieler der tiefen, geraden Rückenmuskulatur. Bei einer aufrechten Haltung im Stand ist das Becken leicht nach vorn gekippt. Wenn du deine gut trainierten Bauchmuskeln anspannst, ziehst du dein Becken nach hinten und oben und streckst dadurch deine Lendenwirbelsäule. Wenn die Bauchmuskeln hingegen ohne Spannung und untrainiert sind, kippt das Becken weiter nach vorn, und die Lendenwirbelsäule hängt durch. Das kann auf Dauer zu einem Hohlkreuz und anderen Haltungsbeschwerden führen.
Stell dich doch gleich mal hin und probiere beide Haltungen aus, um dir den Unterschied bewusst zu machen.

Seitliche Bauchmuskulatur

Die seitlichen Bauchmuskeln sind für Drehungen und das seitliche Beugen des Rumpfes verantwortlich. Der innere schräge Bauchmuskel verläuft dabei fast rechtwinklig zum äußeren schrägen Bauchmuskel. Das bedeutet, dass bei einer Kontraktion der inneren schrägen Bauchmuskeln die äußeren gedehnt werden und umgekehrt. Der innere schräge Bauchmuskel ist von außen übrigens nicht sichtbar. Sehr wohl sichtbar ist dagegen eine schlanke Taille ohne die sogenannten Rettungsringe, die über den Hosenbund quellen. Gut trainierte seitliche Bauchmuskeln formen und straffen die Taille.

»Einer für alle, alle für einen« – das gilt natürlich besonders beim Sport!

Bei schnellen Bewegungswechseln tragen die Bauchmuskeln zur Stabilisierung des ganzen Körpers bei. Sie absorbieren die Wucht, die bei Bewegungen beziehungsweise beim Aufprall nach einem Sprung oder Laufschritt erzeugt wird, und entlasten dadurch unsere Gelenke. Somit sind starke Bauchmuskeln in vielen Sportarten von großer Bedeutung, zum Beispiel bei Tennis, Leichtathletik, Basketball, Sprint, Mountainbiking, Eiskunstlauf, Tanzen und vielen anderen mehr. Zudem sind sie Voraussetzung für kraftvolle, geschmeidige und nicht zuletzt verletzungsfreie Beuge- und Streckbewegungen, Drehbewegungen und Sprünge.

EIN STARKER BAUCH ENTLASTET DEN RÜCKEN

Wenn Bauchmuskeln, Beckenbodenmuskulatur und Zwerchfell angespannt werden, wird die sogenannte Bauchpresse ausgeübt. Das erhöht den Druck in der Bauchhöhle, der Rumpf wird stabiler, und die Wirbelsäule wird dadurch entlastet. Dies ist vor allem dann wichtig, wenn du schwere Lasten hebst, etwa einen Kasten Wasser. Mit untrainierten Bauchmuskeln besteht die Gefahr eines Leistenbruchs oder einer Überlastung der Wirbelsäule. Der Druck auf die Bandscheiben lässt sich mit trainierten Bauchmuskeln im oberen Bereich der Wirbelsäule um bis zu 50 Prozent reduzieren und im Bereich der Lendenwirbelsäule um bis zu 30 Prozent. Wer also Rückenproblemen vorbeugen möchte, profitiert auch vom Training seiner Bauchmuskeln.

MUSKELN STATT FETT

Leider sorgen gut trainierte Bauchmuskeln nicht automatisch dafür, dass das Fett an der Stelle verschwindet. Um den lästigen Bauchspeck loszuwerden und die Muskeln sichtbar zu machen, müssen im Stoffwechsel zwei Dinge zusammenspielen, nämlich Muskelaufbau und Fettabbau. Für den Muskelaufbau kannst du mit dem entsprechenden Training sorgen, für den Fettabbau am Bauch ist eine ausgewogene Ernährung verantwortlich (siehe ab Seite 22). Aber was passiert beim Fettabbau eigentlich genau im Körper, wie kann man sich das vorstellen?

WIE FETTVERBRENNUNG FUNKTIONIERT

Wenn wir unsere Muskeln gezielt trainieren, benötigen sie mehr Treibstoff, um zu funktionieren. Denn Bewegung erhöht den Energieverbrauch. Der Treibstoff sollte aus Kohlenhydraten und Fetten kommen. Eiweiß wird nur im Notfall abgebaut, da sich der Körper sonst selbst verzehren würde, denn Eiweiß (Protein) ist sein Baustoff.

Erzeugung des Universaltreibstoffs ATP: Hochbetrieb in den Zellkraftwerken

Die Nährstoffe, die wir mit der Nahrung aufnehmen, gelangen ins Blut und von da aus zu den Muskelzellen. Allerdings stehen die Nährstoffe nicht unmittelbar zur Verfügung, sondern müssen von den Zellen erst durch Verbrennung hergestellt werden. Dies geschieht in den Mitochondrien, den kleinen Zellkraftwerken.
Die bei der Verbrennung der Nährstoffe in den Mitochondrien gewonnene Energie wird als ATP-Molekül gespeichert (ATP = Adenosintriphosphat). Der universelle, unmittelbar verfügbare Energieträger ATP wandert dann von den Zellkraftwerken zu den Myofibrillen; das sind die kleinsten Einheiten des Muskels, in denen die Bewegung erzeugt wird.

Energie aus Glykogen und Fett

In der Muskelzelle werden nur geringe Mengen an ATP gespeichert. Deshalb brauchen die Zellen ständig Nachschub an Energie. Diese Energie beziehen sie in Form von Glykogen und Fetten aus der Nahrung.
Glykogen ist die Speicherform der Glukose. Es wird in der Muskulatur und in der Leber gespeichert (maximal 500 Gramm, das entspricht rund 2000 Kalorien).
Den größten Energiespeicher stellen die Fettdepots im Unterhautfettgewebe dar. Die Energie, die daraus geliefert werden kann, ist 30- bis 50-mal so hoch.

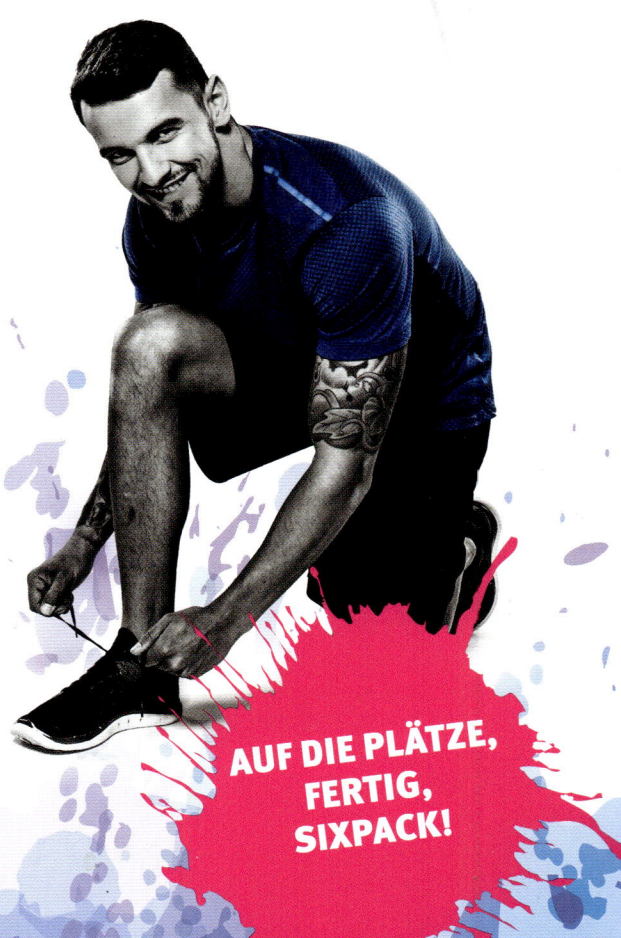

AUF DIE PLÄTZE, FERTIG, SIXPACK!

Die aerobe und die anaerobe Energiebereitstellung

In welchem Maß die Energiequellen Glykogenspeicher und Fettgewebe angezapft werden, hängt von der Intensität der körperlichen Belastung ab. Man unterscheidet hier zwei Hauptmechanismen:

- **Aerobe Energiebereitstellung:** Bildung von ATP unter Verbrauch von Sauerstoff durch Verbrennung von Glykogen und Fettsäuren.
- **Anaerobe Energiebereitstellung:** Bildung von ATP ohne Sauerstoff. Unvollständige Verbrennung von Glukose unter Bildung von Laktat (Milchsäure).

HIT: Trainieren an der Schwelle

High Intensity Training (siehe ab Seite 70) beansprucht Muskeln und Herz-Kreislauf-System gleichermaßen. Es ist, wie der Name verrät, sehr intensiv, sodass du es am Anfang etwas langsamer angehen lassen kannst. Später darfst du ruhig ein bisschen an deine Grenzen gehen. Das Ziel ist jedoch nicht, im Training viel Fett zu verbrennen, sondern den Fettstoffwechsel anzuregen, sodass der Körper noch lange nach dem Training weiter Kalorien verbrennt. Beim HIT wird der Puls gezielt hochgetrieben, um diesen Nachbrenneffekt (siehe Kasten rechts unten) anzukurbeln. Beim Ausdauertraining wird im aeroben Bereich trainiert. Ein Training an der sogenannten anaeroben Schwelle dient der langfristigen Anhebung von Grundumsatz und Leistungsfähigkeit. Wenn du also regelmäßig HIT betreibst, profitierst du intensiver und nachhaltiger von den Effekten des Trainings, als wenn du immer in deinem aeroben Wohlfühlbereich bleibst. Beim Training im anaeroben Bereich entsteht im Muskel zwar Laktat, das kurzfristig eine Übersäuerung bewirkt, aber der Körper kann es gut abbauen, da es ja nur relativ kurze Einheiten sind. Ausreichend Erholung und Entspannung nach dem Training sowie genügend Flüssigkeit sorgen für einen schnellen Laktatabbau.

TRAININGSINTENSITÄT UND FETTABBAU

Relativ gesehen verbrennen wir während des Trainings mehr Fett, wenn die Trainingseinheit weniger intensiv ist. Der Energieumsatz ist aber insgesamt niedrig, da aufgrund der geringen Intensität insgesamt wenige Kalorien verbrannt werden.

Je intensiver die Trainingseinheit ist, desto weniger trägt Fett zum Energieverbrauch bei. Bei erhöhter Intensität steigt der Anteil an Glukose, der verbrannt wird. Dafür ist aber der Gesamtenergieumsatz höher, da mehr Kalorien verbrannt werden.

Zucker und Fett werden gleichzeitig verbrannt

Bei körperlicher Belastung werden in den Zellen immer gleichzeitig Glukose und Fett verbrannt. Der prozentuale Anteil ändert sich je nach Trainingslänge und Intensität (siehe Kasten oben). Es findet also nicht, wie oft angenommen wird, zuerst eine Glukoseverbrennung statt und ab einer gewissen Trainingsdauer eine Fettverbrennung, sondern beides läuft parallel ab. Die entscheidende Erkenntnis dabei: Nicht die Fettverbrennung während des Trainings ist für den Fettabbau verantwortlich. Ein Fettabbau findet immer am effektivsten bei einer negativen Energiebilanz statt (siehe Seite 12). Damit liegt der Schlüssel für den Fettabbau in der richtigen Ernährung (siehe ab Seite 22)!

FATBURNING AUF DER COUCH

Die Fettverbrennung ist, wie wir nun wissen, ein Vorgang, der nicht nur während des Trainings stattfindet. Vielmehr verbrennt unser Körper rund um die Uhr Fett. Und nach einem intensiven Training umso mehr (Nachbrenneffekt, siehe Seite 12)!

SO MEISTERST DU DEINE CHALLENGE

Ein richtiges Sixpack, den berühmten Waschbrettbauch, zu haben, das wünschen sich viele. Und dieser Wunsch ist gar nicht so unrealistisch, wie du vielleicht glaubst. Du brauchst dafür keine besonderen Voraussetzungen. Es genügen schon 20 Minuten am Tag, die du dem Training widmest. Selbst bei einem vollen Terminkalender kann sich

jeder 20 Minuten Zeit nehmen, um in seine Gesundheit, seinen Körper und sein Wohlbefinden zu investieren.

Die Übungseinheiten sind kurz, knackig und abwechslungsreich. An einem Tag steht Bauchmuskeltraining auf dem Plan, am nächsten Tag wird die Ausdauer trainiert, und dann ist das HIT (High Intensity Training) dran und bringt dich ins Schwitzen.

VIER PFEILER DEINES WORKOUTS

Weitere Informationen zu den einzelnen Trainingseinheiten findest du im Praxisteil des Buches auf Seite 35, 62 und 71. Mit dem vierten Pfeiler, der Ernährung, geht es gleich nach dem Umblättern los.

1 Gezieltes Bauchmuskeltraining

Mit diesem Training gehen wir genau auf die Muskeln ein, die für einen flachen Bauch und eine schmale Taille verantwortlich sind. Hierbei werden gezielt alle Bauch- und Rumpfmuskelgruppen trainiert.

2 Cardio-Training

Cardio-Training ist ein Ausdauertraining für das Herz-Kreislauf-System. Es wird deine allgemeine Fitness und Kondition verbessern. Beim Ausdauertraining wird der ganze Körper mit einbezogen.

3 High Intensity Training (HIT)

Mit dem High Intensity Training (HIT) aktivierst du deinen Stoffwechsel und profitierst von Muskelwachstum und Nachbrenneffekt.

4 Gesunde Ernährung

Mindestens die Hälfte des Erfolgs hängt von einer ausgewogenen Ernährung ab. Niemand muss sich mit Diäten quälen, aber wer ein paar Grundregeln beachtet, hat schon ganz viel für sein Sixpack getan.

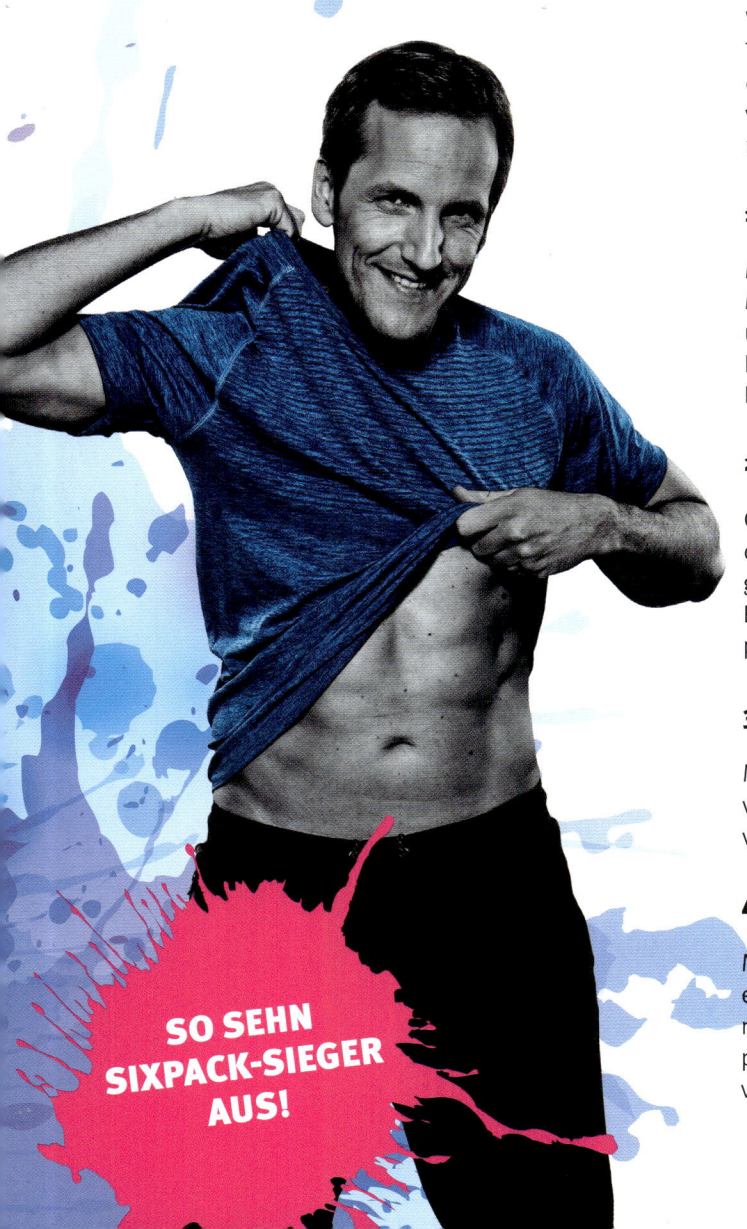

SO SEHN SIXPACK-SIEGER AUS!

CHECK-UP

Bevor du mit deiner Sixpack-Challenge beginnst, machst du eine Bestandsaufnahme. So kannst du deinen Erfolg später besser nachvollziehen. Deine Challenge geht über 8 Wochen. Zu Beginn, zur Halbzeit und am Ende kontrollierst du deine Werte – nicht öfter! Nimm die folgenden Parameter in deinen Check-up vor dem Start auf:

Gewicht

Stell dich auf die Waage und denk daran, dich das nächste Mal zur gleichen Uhrzeit, Tageszeit und mit der gleichen Kleidung beziehungsweise nackt zu wiegen, sodass das Ergebnis nicht verfälscht wird. Am besten, du notierst dir alles auf einem Zettel und klebst ihn über die Waage.

Bauchumfang

Miss einmal deinen Bauchumfang, indem du ein Maßband auf der Höhe deines Nabels um deinen Bauch legst. Deinen Hüftumfang solltest du ebenfalls messen (an der breitesten Stelle).

Aussehen

Fotografiere dich im Spiegel oder lass dich fotografieren, einmal von vorn und einmal im Profil. Dein Bauch sollte zu sehen sein. Achte auch beim Vorher-nachher-Foto genau wie beim Wiegen auf gleiche Bedingungen, beachte hier außerdem, dass die Lichtverhältnisse möglichst gleich sein sollten.

FÜR NEUGIERIGE

Wenn du genau wissen willst, aus wie viel Fett, fettfreier Masse und Wasser dein Körper besteht, gönne dir eine bioelektrische Impedanzanalyse (BIA), etwa beim Arzt, Ernährungsberater oder Trainer. »Körperfettwaagen« für zu Hause messen zu ungenau.

TRAININGSREGELN

Ein paar Regeln müssen schon sein, damit du mit deiner Challenge Erfolg hast. Aber du wirst gleich sehen, dass hier (fast) nichts in Stein gemeißelt ist.

Im Plan bleiben

Um die besten Ergebnisse zu erzielen, solltest du dich an den Trainingsplan halten (siehe Seite 90). Die Kontinuität ist wichtig, damit du auch die Steigerungen durchhältst, die der Plan vorsieht. Die Übungsabläufe sind relativ gleichbleibend, nur der Intensitätslevel verändert sich. Wenn du dich im Großen und Ganzen daran hältst, erkennst du unmittelbar deine Fortschritte.

Auf dein Gefühl hören

Es steht dir natürlich frei, selbstständig die Intensität zu variieren. Man ist nicht jeden Tag gleich gut drauf. Kontinuität ist zwar gut, aber wenn du mal einen schlechten Tag hast oder dich vielleicht sogar krank fühlst, kannst du pausieren oder die Intensität verringern. Wenn du dagegen gar nicht weißt, wohin mit deiner Energie, gilt natürlich das Gegenteil! Ganz wichtig ist, dass du die Bewegungsabläufe bei jeder Intensität technisch sauber ausführst.

Das Pensum erfüllen

Hier gilt wirklich: Bitte nicht schummeln!
- In den ersten vier Wochen hast du an fünf Wochentagen Training und an zwei Tagen trainingsfrei.
- In den zweiten vier Wochen hast du an sechs Tagen Training und an einem Tag trainingsfrei.

Das klingt viel, aber lass dich davon nicht abschrecken. Die Einheiten, die du jeden Tag absolvierst, sind kurz und lassen sich super in jeden noch so vollen Tag einplanen. Und das sind ein Sixpack und all seine Vorteile doch allemal wert, oder?

MOTIVATION –
SO HÄLTST DU DURCH

Die Challenge acht Wochen durchzuhalten scheint vielleicht dem einen oder anderen schwierig. Bei Durchhängern oder Stagnation helfen diese einfachen Motivationstricks.

GEMEINSAM STARK: Such dir einen Partner, mit dem du die Challenge gemeinsam durchziehst. Erstens macht es zu zweit mehr Spaß, und zweitens könnt ihr euch gegenseitig anstacheln. Manch einer braucht den Konkurrenzdruck, um weiterzumachen.

VERGLEICH MIT DER »KONTROLLGRUPPE«: Wenn du eigentlich gern allein trainierst, aber das Gefühl hast, es geht nicht so gut voran, hol jemanden dazu, der die Challenge noch nicht kennt, und macht gemeinsam eine Einheit. Im Vergleich zu der anderen Person wirst du sehen, wie viel du schon erreicht hast! So kannst du dich aus einer anderen Perspektive sehen und erkennst, wie hoch dein Fitnesslevel jetzt schon ist, und das motiviert. Bei sich selbst eine Steigerung zu erkennen ist schwer. Deshalb hilft der Blick einer anderen Person.

DEN SCHWEINEHUND ÜBERRUMPELN: Wenn du ab und zu mit deinem inneren Schweinehund zu kämpfen hast, dann absolviere das Training am besten direkt am Morgen. Dann hast du es hinter dir, hast ein gutes Gefühl, bist geistig und körperlich fit und kannst positiv in den Tag starten. Sonst schiebst du es vor dir her und erzeugst unnötigen Stress.

MUSIK kann beim Training ein guter Motivator und eine hilfreiche Unterstützung sein. Tipp: Es gibt unterschiedliche Timer-Apps, bei denen du die Trainingszeiten einstellen kannst. Die App zählt deine Intervalle ab und untermalt die Einheiten mit der entsprechenden Musik von deinem Handy.

GEMEINSAM AN EINEM STRANG ZIEHEN MACHT LAUNE!

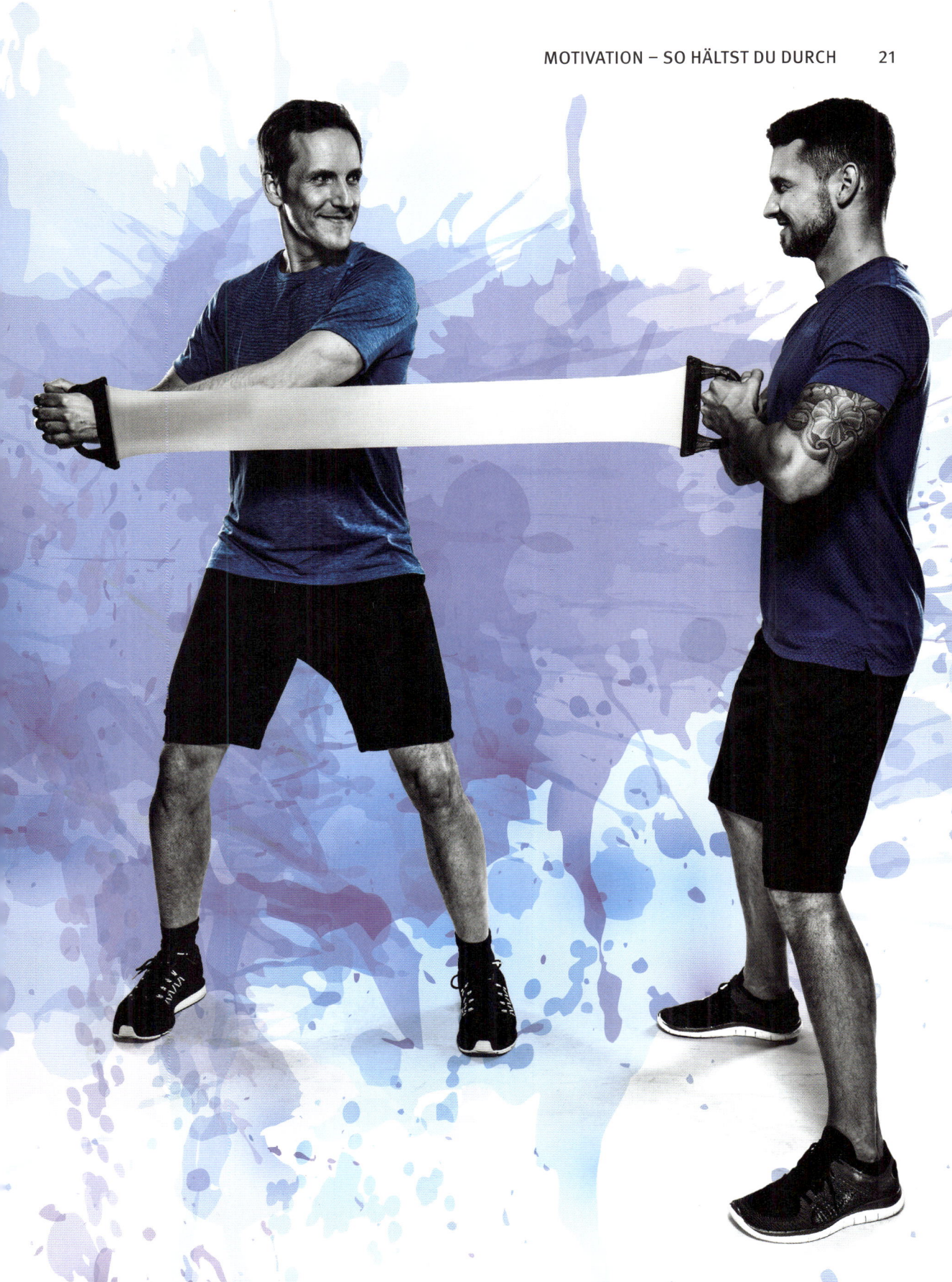

FUTTER FÜRS SIXPACK

Essen, was die Muskeln mögen: Das schmeckt deinen Fettreserven gar nicht! Die Regeln für die Sixpack-Ernährung sind so einleuchtend und einfach, wie unsere Rezepte für morgens, mittags und abends lecker sind.

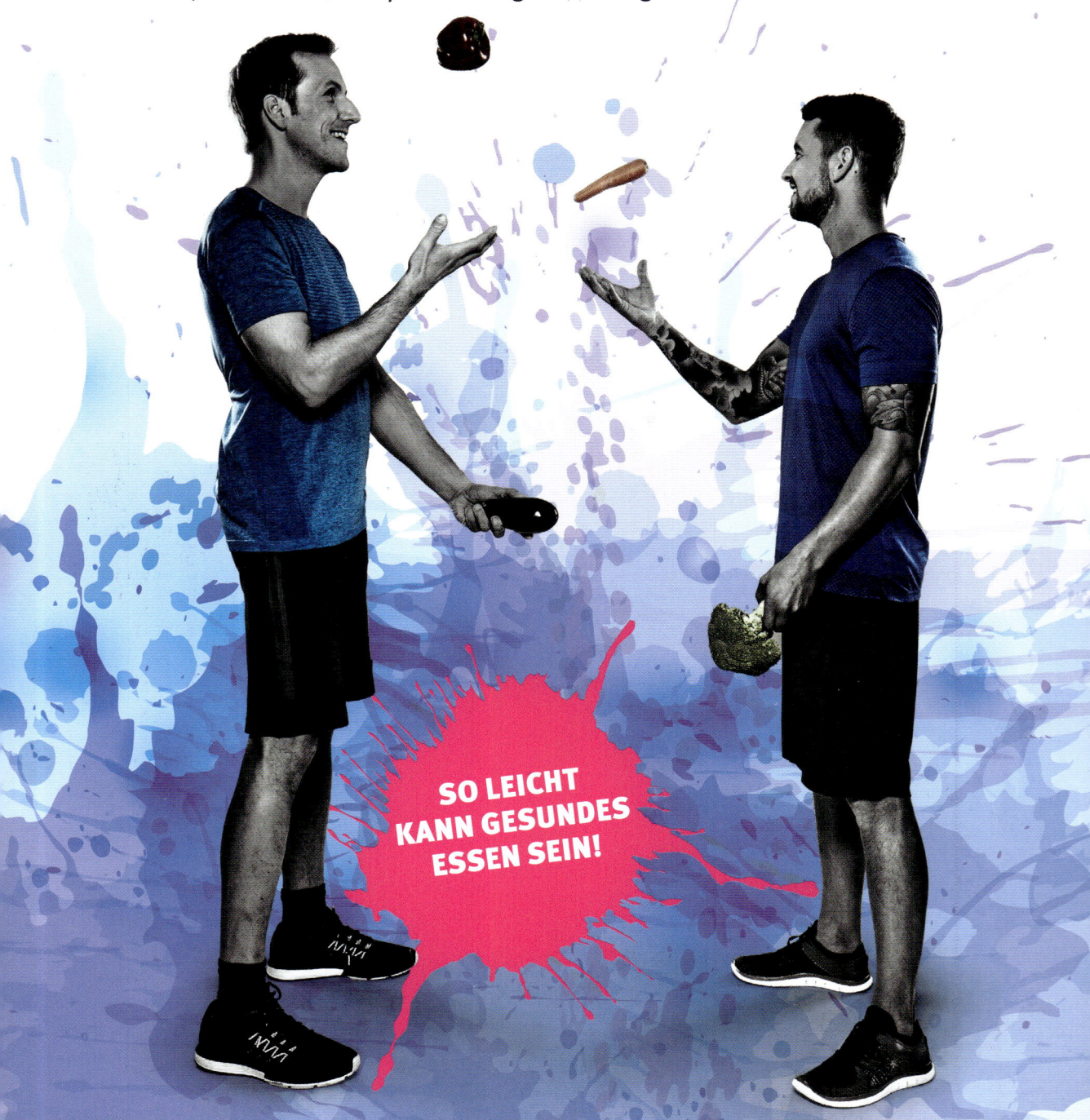

SO LEICHT KANN GESUNDES ESSEN SEIN!

GRUNDREGELN DER ERNÄHRUNG

Deine Muskeln wollen mit mindestens 2 Liter Wasser am Tag sowie mit Vitaminen, Mineralien und sekundären Pflanzenstoffen aus frischen, naturbelassenen Nahrungsmitteln abwechslungsreich versorgt werden.

Was den täglichen Kalorienbedarf betrifft, gelten die Empfehlungen der Deutschen Gesellschaft für Ernährung (DGE):

- 50 Prozent aus Kohlenhydraten
- 30 bis 35 Prozent aus Fett (je nach körperlicher Aktivität)
- 15 Prozent aus Eiweiß (Proteine)

KOHLENHYDRATE

Sie stellen den größten Teil der Energie bereit. Man unterscheidet kurzkettige und langkettige Kohlenhydrate: Bei den kurzkettigen (Einfachzucker) steht die Glukose sofort zur Verfügung und lässt den Blutzuckerspiegel schnell ansteigen. Die langkettigen hingegen muss der Körper erst aufspalten, um die Glukose zu gewinnen. Es dauert also länger, bis die Energie zur Verfügung steht, dafür ist man länger satt, und es wird weniger vom Hormon Insulin ausgeschüttet, was auch vor Heißhungerattacken feit.

Langkettige, gesunde Kohlenhydrate stecken zum Beispiel in Vollkorngetreide(produkten), Buchweizen, Amaranth, Kartoffeln, Gemüse, Obst und Hülsenfrüchten.

EIWEISS

Eiweiße (Proteine) bestehen aus Aminosäureketten. 8 der 20 Aminosäuren sind essenziell: Der Körper kann sie nicht selbst bilden, und wir müssen sie über die Nahrung zuführen. Proteine haben im Körper vielfältige Aufgaben. Sie sind Hauptbestandteil der Zellen, der Organe und Muskeln, und sie steuern viele Körperfunktionen.

Die Qualität eines Proteins wird anhand der biologischen Wertigkeit gemessen: Je höher sie in einem Lebensmittel ist, desto weniger Protein muss der Körper selbst beisteuern. Und je höher der Gehalt an essenziellen Aminosäuren im Lebensmittel, desto höher die biologische Wertigkeit. Tierische Proteine wie Fleisch besitzen in der Regel eine höhere biologische Wertigkeit als pflanzliche. Durch kluges Kombinieren kann die biologische Wertigkeit erheblich erhöht werden. Besonders gute Kombinationen sind Kartoffeln und Ei, Kartoffeln und Milch, Weizenmehl und Milch, Hülsenfrüchte und Reis.

FETTE

Fett setzt sich zusammen aus Glycerin und Fettsäuren. Es ist wichtiger Bestandteil der Zellmembran, schützt die Organe und dient als Wärmeschutz. Man unterscheidet:

- Gesättigte Fettsäuren: in Fleisch, Wurst, Butter, Schmalz, Sahne, Gebäck … Sie sollten aber nur in Maßen verzehrt werden, denn sie erhöhen den Gehalt an LDL-Cholesterin im Blut, was die Gefäße verstopfen, zu Bluthochdruck und Herzkrankheiten führen kann.
- Einfach ungesättigte Fettsäuren: in Olivenöl, Raps- und Erdnussöl, Nüssen und Avocados. Gut für den Stoffwechsel, die Elastizität der Zellmembranen und einen ausgeglichenen Cholesterinspiegel.
- Mehrfach ungesättigte Fettsäuren: Diese Fettsäuren sind essenziell, der Körper kann sie nicht selbst herstellen. Es gibt zwei Familien, die Omega-3-Fettsäuren und die Omega-6-Fettsäuren. Omega-3-Fettsäuren sind zum Beispiel in Raps-, Walnuss- oder Leinöl enthalten sowie in Fischen wie Makrele, Hering, Lachs oder Tunfisch. Sie schützen vor Arteriosklerose und wirken entzündungshemmend. Omega-6-Fettsäuren sind in Soja-, Maiskeim-, Weizenkeim- oder Distelöl enthalten. Sie senken den Spiegel des schädlichen LDL-Cholesterins.

DO'S UND DON'TS BEIM ESSEN

Mit diesen einfachen Tipps bringst du deine Fettpölsterchen schneller zum Verschwinden. Auf der linken Seite stehen die Do's, rechts die Don'ts: Ganz einfach, oder?

GENUG WASSER TRINKEN: Um den Stoffwechsel ordentlich anzukurbeln, solltest du jeden Tag 2 bis 3 Liter Wasser trinken. Dein Körper benötigt Flüssigkeit für alle Stoffwechselprozesse. Die Entgiftungsorgane wie Leber und Niere werden ebenfalls mit ausreichend Wasser bei ihrer Tätigkeit unterstützt. Leichte Kräutertees oder Ingwertee können den Stoffwechsel zusätzlich anregen.

MINDESTENS 2 PORTIONEN GEMÜSE UND 1 PORTION OBST AM TAG (1 Portion = eine Handvoll). Frisches Obst und Gemüse enthält jede Menge Vitamine, Mineralstoffe und sekundäre Pflanzenstoffe. Sie helfen bei der Entgiftung und binden schädliche freie Radikale. Alterungsprozesse werden verlangsamt, und die Regeneration der Muskeln wird unterstützt. Äpfel, Zitrusfrüchte, Ananas, Mango, Papaya, alle Gemüsesorten und frische Kräuter sowie Gewürze helfen bei der Reduzierung von Bauchfett. Abends vor dem Schlafengehen besser Gemüse als Obst wählen, da Obst viel Fruchtzucker enthält.

Gemüse eignet sich als Rohkost oder schonend gegart, um in den vollen Genuss der Vitamine zu kommen. Achte beim Einkauf auf saisonale und regionale Sorten, die sind frisch und stecken voller Vitalstoffe.

GUTE FETTE: Wer Fett verlieren will, sollte Fett verspeisen, auch wenn das paradox klingt. Gutes Fett unterstützt dich sogar beim Abnehmen. Täglich zwei Esslöffel kalt gepresstes Olivenöl und ein Esslöffel Leinöl kurbeln die Fettverbrennung an und versorgen deinen Körper mit den wichtigen essenziellen Fettsäuren.

Hervorragende Fettlieferanten sind Nüsse, Mandeln, Avocados, Samen, Oliven- und Leinöl sowie frischer Seefisch.

HOCHWERTIGES EIWEISS: Es hat einen lang anhaltenden Sättigungseffekt.

Gute Eiweißquellen sind Eier, Fisch, magere Milchprodukte sowie pflanzliche Eiweißquellen wie Hülsenfrüchte, Quinoa, Amaranth, Nüsse und Mandeln.

VOLLKORNPRODUKTE: Getreidesorten wie Dinkel und Hafer enthalten wertvolle Nährstoffe.

Gute Lieferanten von vollwertigen Kohlenhydraten sind außerdem Amaranth, Buchweizen, Bulgur, Hirse, Vollkornnudeln.

WENIG ZUCKER: Alle Einfachzucker solltest du weitestgehend meiden. Dazu gehören auch Fruchtzucker und Milchzucker. Bedenke, dass sich Zucker sehr häufig auch in Fertigprodukten hinter allen möglichen Bezeichnungen wie Maltodextrin, Glukosesirup, Dextrose oder Invertzuckersirup verbirgt. Am besten ist daher, wenn du frisch kochst, so weißt du immer, was deine Speisen enthalten.

Zuckerhaltige Getränke solltest du ebenfalls meiden. Oft enthalten sogenannte Sportdrinks genauso viel Zucker wie Limonade.

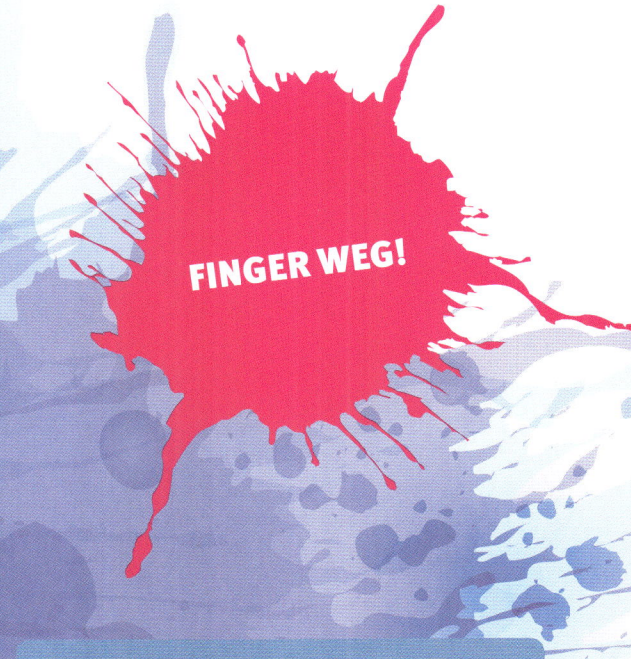

FINGER WEG!

SELTEN WEISSMEHLPRODUKTE: Hoch ausgemahlenes Mehl enthält kaum Vitamine, Mineralstoffe und Ballaststoffe, da sich diese in den äußeren Kornschichten befinden, die vor dem Mahlen entfernt werden. Im Körper führt das Weißmehl zu einem rasanten Anstieg des Blutzuckerspiegels und damit zu einer erhöhten Ausschüttung von Insulin. Und das bedeutet Heißhunger und Diabetesgefahr.

KEINE SCHLECHTEN FETTE: Einen großen Bogen solltest du um Fett machen, wenn es sich um frittierte Speisen oder gehärtetes Fett handelt. In industriell hergestellter Nahrung sind sehr oft Transfettsäuren enthalten (teilgehärtetes Fett). Das führt zu einem bedenklichen Anstieg des Cholesterinspiegels.

NUR AUSNAHMSWEISE FASTFOOD: Es beinhaltet meist kaum wertvolle Nährstoffe. Häufig sind minderwertige Rohstoffe enthalten und keine Vitamine mehr vorhanden. Es macht nicht langfristig satt, da Ballaststoffe fehlen, und erzeugt durch künstlich zugesetzte Stoffe wie Geschmacksverstärker oder künstliche Aromastoffe noch mehr Heißhunger.

AN ALKOHOL NUR NIPPEN: Er verhindert auch in geringen Mengen den Fettabbau. Alkoholkalorien werden im Körper immer vor allen anderen Kalorien abgebaut. Solange sich also Alkohol im Körper befindet, findet kein Fettabbau statt. Deshalb solltest du Alkohol sparsam und selten konsumieren, wenn du erfolgreich Fett reduzieren willst.

SPÄTABENDS NICHT MEHR ESSEN: Wenn du abnehmen möchtest, empfiehlt es sich, abends 3 bis 4 Stunden vor dem Schlafengehen nichts mehr zu essen, vor allem keine Kohlenhydrate. Im Schlaf verbrennt der Körper am besten mit leerem Magen Energie.

UNSERE SIXPACK-REZEPTE

Wer seine Muskeln trainiert und Fett abbauen will, muss auf eine ausgewogene Ernährung achten. Die Muskeln sollen mit ausreichend Mineralstoffen, Eiweiß, Fett und Kohlenhydraten versorgt werden. Die Nährstoffkombination ist dabei besonders wichtig. Bei unseren Rezepten achten wir sowohl auf den Abnehm- als auch auf den Muskelaufbaufaktor. Das bedeutet: eine vitalstoffreiche und sehr abwechslungsreiche Mischkost, bei der nicht nur die Kohlenhydrate satt machen, sondern auch gesundes Eiweiß, wertvolle Fette und viele Ballaststoffe aus Gemüse und Vollkorn. Kräuter und Gewürze heizen dem Stoffwechsel ein. Viel Spaß beim Zubereiten und guten Appetit!

DEIN KALORIENBEDARF

Wie viele Kalorien du pro Tag zu dir nehmen darfst, errechnet sich aus dem Grundumsatz und dem Leistungsumsatz. Folgende allgemeine Formel dient als Orientierung:
- **Frau:** Körpergewicht in kg x 24 x 0,9 = Grundumsatz in kcal
- **Mann:** Körpergewicht in kg x 24 = Grundumsatz in kcal

Der Grundumsatz einer 60 kg schweren Frau liegt also etwa bei 1300 kcal, der eines 80 kg schweren Mannes etwa bei 1900 kcal. Aufgrund erhöhter Muskelmasse haben Männer einen höheren Grundumsatz als Frauen, so erklärt sich der Faktor 0,9 bei den Frauen. Den Leistungsumsatz kannst du selbst beeinflussen. Eine sitzende Tätigkeit, etwa im Büro, bringt zusätzlich etwa 600 bis 800 Kalorien pro Tag. Ein Arbeiter auf der Baustelle bringt es auf zusätzliche 2500 Kalorien. Auch wer Sport treibt, erhöht seinen Tagesbedarf – im Internet findest du zahlreiche Listen. Bei unserem Sixpack-Training verbrauchst du natürlich wie bei jedem Krafttraining zusätzliche Kalorien.

FRÜHSTÜCK

PROTEIN-FRENCH-TOAST

Für 2 Portionen: 4 Scheiben Vollkorntoast, 2 mittelgroße Eier, 100 ml Vollmilch, 25 g Whey-Protein (Vanille), 2 TL Kokosfett, frische Beeren oder anderes Obst in mundgerechten Stücken, 1 TL Agavendicksaft oder Mandelmus

Pro Portion: 605 kcal, 43 g E, 44 g KH, 30 g F

1 Das Toastbrot kurz antoasten.

2 Eier, Milch und Proteinpulver in einer flachen Schüssel vermengen. Die Toastscheiben von beiden Seiten für ein paar Sekunden in die Eimasse eintauchen.

3 Das Kokosfett in einer Pfanne erhitzen, die Toasts darin von beiden Seiten goldbraun braten.

4 Die Brote auf dem Teller nach Belieben mit frischen Früchten, Beeren oder Naturjoghurt toppen, Agavendicksaft oder Mandelmus daraufgeben.

AVOCADO-LACHS-BURGER

Für 1 Portion: 1 Vollkornbrötchen, 100 g körniger Frischkäse, ½ Avocado in Scheiben, 2 Scheiben Räucherlachs, frische Kräuter (Dill, Schnittlauch …), Pfeffer

Pro Portion: 420 kcal, 29 g E, 22 g F, 27 g KH

1 Das Brötchen halbieren, kurz toasten. Beide Hälften mit Frischkäse bestreichen.

2 Mit Avocado und je 1 Scheibe Lachs belegen, mit Kräutern und Pfeffer bestreuen.

OMELETT-WRAP

Für 1 Portion: 1 Ei, 2 TL Öl, Salz, Pfeffer, 1 Möhre, 1 Frühlingszwiebel, 3 Stängel Petersilie, 100 g Magerquark, 2 Scheiben Kochschinken

Pro Portion: 270 kcal, 29 g E, 9 g KH, 13 g F

1 Das Ei mit 1 TL Öl, Salz und Pfeffer verquirlen. Das restliche Öl in einer kleinen beschichteten Pfanne erhitzen. Die Eimasse hineingeben und verteilen. Zirka 1 Minute anbraten, dann wenden und noch mal 1 Minute braten. Auf einen Teller geben, abkühlen lassen.

2 Inzwischen die Möhre abbürsten und raspeln. Die Frühlingszwiebel putzen und in feine Ringe schneiden. Die Petersilie fein hacken. Alles mit dem Quark vermengen, mit Salz und Pfeffer würzen.

3 Das Omelett mit dem Schinken belegen, mit der Quarkmasse bestreichen, aufrollen.

POWER-PORRIDGE

Für 2 Portionen: 200 ml Mandelmilch oder Kokoswasser, 25 g zarte Vollkornhaferflocken, 1 EL Leinsamen, 100 g fettarmer Hüttenkäse, ½ TL Zimt, 1 TL Bienenpollen (bei Pollenallergie weglassen), 1 EL gehackte Walnüsse, 20 g Cranberrys, ½ Apfel

Pro Portion: 390 kcal, 27 g E, 22 g F, 20 g KH

1 Mandelmilch oder Kokoswasser in einem kleinen Topf aufkochen, Haferflocken und Leinsamen einrühren und bei schwacher Hitze 2–3 Minuten köcheln, gelegentlich rühren. Kurz abkühlen lassen.

2 Hüttenkäse, Zimt, Pollen, Nüsse und Cranberrys dazugeben, alles gut mischen und in zwei Schalen füllen.

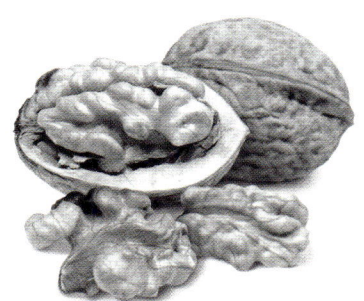

3 Apfel in kleine Würfel schneiden und über das Porridge geben.

FÜR ZWISCHENDURCH

MELONEN-GREENIE

Für 4 Portionen: 1 mittelgroße Honigmelone, 2 Handvoll Spinat, ¼ l Wasser

Pro Portion: 78 kcal, 2 g E, 18 g KH, 1 g F

1 Die Melone schälen, entkernen und grob zerkleinern.

2 Alle Zutaten im Mixer pürieren.

HEIDELBEER-PROTEIN-SHAKE

Für 2 Portionen: 100 g Heidelbeeren (oder andere Beeren), 100 ml Schokoladenmilch, 100 g Vanillejoghurt (fettarm), 2 TL Molkenproteinpulver (Schokolade), 2 TL Leinsamen, 3 Eiswürfel

Pro Portion: 161 kcal, 11 g E, 18 g KH, 6 g F

1 Die Beeren verlesen, in einem Sieb abbrausen und abtropfen lassen.

2 Alle Zutaten im Mixer glatt pürieren.

PFIRSICHSHAKE

Für 2 Portionen: 1 kleiner Pfirsich, 100 g Erd-
beeren, 200 ml Milch (fettarm, 1,5 %),
2 EL Vanillejoghurt, ½ TL frisch geraspelter
Ingwer, 3 Eiswürfel

Pro Portion: 118 kcal, 6 g E, 15 g KH, 5 g F

1 Das Obst waschen, putzen und grob
zerkleinern.

2 Alle Zutaten im Mixer fein pürieren.

MATCHA-ORANGEN-SMOOTHIE

Für 1 Portion: 1 mittlerer Apfel, 25 ml Zitro-
nen- und 150 ml Orangensaft (frisch ge-
presst), 1 EL Gojibeeren, ¼ TL Kurkuma,
½ EL Matcha-Pulver, 150 ml Wasser

Pro Portion: 93 kcal, 2 g E, 20 g KH, 1 g F

1 Den Apfel waschen, vierteln und vom
Kerngehäuse befreien.

2 Alle Zutaten im Mixer fein pürieren.

EIN TIPP VON JAN

Die Ernährungsumstellung macht mehr als die
Hälfte des Erfolgs aus. Es hat bei mir einige
Zeit gedauert, bis mein Körper sich daran
gewöhnt hat. Stell die Ernährung langsam um,
nicht zu radikal, sonst ist die Chance zu groß,
rückfällig zu werden.

MITTAGESSEN

GRIECHISCHER LINSENSALAT

Für 1 Portion: 75 g Basmati-Reis, 125 g Linsen, 1 TL Butter, ¼ mittelgroße rote Zwiebel,
1 mittelgroße Tomate
Für das Dressing: 1 EL frische Minze,
1 EL Koriandergrün, 1 Chilischote, ½ TL
Ingwer (frisch gerieben), 1 EL griechischer
Joghurt, Saft von 1 Limette, Salz und Pfeffer

Pro Portion: 556 kcal, 33 g E, 84 g KH, 11 g F

1 Reis und Linsen nach Packungsanleitung
garen, dann beides zusammen mit der Butter
vermengen und lauwarm abkühlen lassen.

2 Inzwischen die Zwiebel fein würfeln, die
Tomate waschen und klein schneiden. Unter
den lauwarmen Linsenreis mischen.

3 Für das Dressing Minze, Koriander und
Chili fein hacken, mit Ingwer, Limettensaft,
Joghurt, Salz und Pfeffer mischen.

COUSCOUS MIT HUHN

Für 2 Portionen: 2 Hühnerbrustfilets à
125 g, 2 Zwiebeln, 1 Knoblauchzehe, 2 Möhren, 1 kleine Sellerieknolle, 1 EL Olivenöl,
50 g Instant-Couscous, 300 ml heiße Gemüsebrühe, Salz, Pfeffer, Koriander, Kreuzkümmel, 3 Stängel Petersilie

Pro Portion: 340 kcal, 35 g E, 28 g KH, 9 g F

1 Die Filets in feine Würfel schneiden.
Zwiebeln und Knoblauch schälen und fein
hacken. Möhren und Sellerie waschen,
putzen und in feine Streifen schneiden.

2 Das Öl in einer Pfanne erhitzen und das
Fleisch darin kurz von beiden Seiten anbraten. Gemüse zugeben und alles zirka 6 Minuten schmoren.

3 Den Couscous hinzufügen und kurz mit andünsten. Mit der Gemüsebrühe ablöschen und kurz quellen lassen. Mit Salz, Pfeffer, Koriander und Kreuzkümmel nach Belieben würzen.

4 Die Petersilie fein hacken und zum Servieren über den Couscous streuen.

SEELACHS »AL VERDE«

Für 1 Portion: 2 Knoblauchzehen, 2 EL Kokosöl, Saft und abgeriebene Schale von 2 mittelgroßen Bio-Limetten, Salz, 1/4 TL Pfeffer, 2 kleine Seelachsfilets, 3 EL Limettensaft, 400 g Babyspinat

Pro Portion: 185 kcal, 17 g E, 5 g KH, 14 g F

1 Für die Marinade den Knoblauch schälen, fein hacken und mit 1 EL Kokosöl verrühren. Die Limettenschale untermischen. Mit Salz und Pfeffer würzen. Die Fischfilets in der Marinade wenden.

2 Eine Pfanne auf mittlere Hitze erwärmen, die Filets darin von beiden Seiten 3 bis 4 Minuten goldbraun braten.

3 Inzwischen den Spinat waschen und trocken schleudern. Das restliche Öl mit dem Limettensaft mischen, mit Salz und Pfeffer würzen und unter den Spinat mischen.

4 Den Fisch zum Spinatsalat servieren.

QUESADILLAS

Für 2 Portionen: 80 g Ziegenkäse, 2 EL geriebener Emmentaler, 2 EL frische Korianderblättchen, 1/4 mittelgroße Zwiebel, 150 g Hähnchenbrust, 2 TL Olivenöl, 120 g Mais, 1 Chilischote (fein gehackt), Pfeffer, 8 mittelgroße Mais-Tortillas

Pro Portion: 595 kcal, 29 g E, 73 g KH, 29 g F

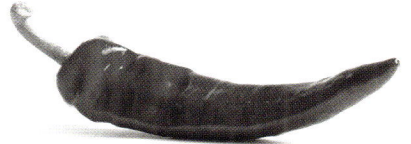

1 Ziegenkäse und Emmentaler vermengen. Koriander waschen und klein hacken. Zwiebel fein würfeln, das Fleisch ebenfalls.

2 1 TL Olivenöl in einer Pfanne erhitzen, Fleisch und Zwiebel sanft anbraten. Mais und Chili zugeben, mit Pfeffer würzen. 2 Minuten dünsten, vom Herd nehmen und den Koriander untermengen.

3 Die Käsemischung gleichmäßig auf 4 Tortillas verteilen. Die Fleisch-Gemüse-Masse daraufgeben und mit den restlichen 4 Tortillas abdecken.

4 Das restliche Öl in einer zweiten Pfanne erhitzen. Die Quesadillas 5 Minuten darin anbraten, bis der Käse schmilzt. Zwischendurch wenden.

ABENDESSEN

TABOULEH

Für 1 Portion: 75 g Bulgur, 2 mittelgroße Tomaten, 1/2 Bund Frühlingszwiebel, 1 Bund glatte Petersilie,1/4 Bund Minze, 2 EL Olivenöl, Salz, Pfeffer, Saft von 1 mittelgroßen Zitrone

Pro Portion: 275 kcal, 6 g E, 32 g KH, 14 g F

1 Bulgur in eine Schüssel geben und mit 150 ml kochendem Wasser übergießen, 30 Minuten quellen lassen.

2 Die Tomaten waschen und würfeln, die Frühlingszwiebeln putzen und in feine Ringe schneiden. Petersilie und Minze abbrausen, trocken schütteln und hacken.

3 Alles mit dem Bulgur vermengen und mit Olivenöl, Salz, Pfeffer und dem Zitronensaft würzen. Wer mag, gibt auch noch ein paar dicke Bio-Zitronenscheiben samt Schale mit in den Salat.

4 60 Minuten durchziehen lassen und mit frischen Minzeblättchen dekoriert servieren.

SÜSSKARTOFFELN MIT ERDNÜSSEN

Für 4 Portionen: 1 Knoblauchzehe, 400 g Süßkartoffeln, 2 Möhren, 1 Stange Porree, ½ Dose weiße Bohnen, 1 EL Erdnüsse (natur), 1 TL Öl, 400 ml Gemüsefond, 1 TL Tomatenmark, Salz und Pfeffer, einige Stängel Basilikum

Pro Portion: 560 kcal, 26 g E, 90 g KH, 9 g F

1 Knoblauch, Süßkartoffeln und Möhren schälen und klein schneiden. Porree längs aufschlitzen, auch innen gründlich waschen und in Ringe schneiden. Die Bohnen über einem Sieb abspülen und abtropfen lassen.

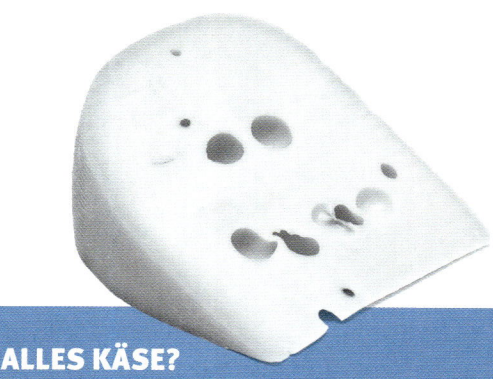

2 Die Erdnüsse in einer Pfanne anrösten, herausnehmen und beiseitestellen.

3 Das Öl in derselben Pfanne erhitzen und das vorbereitete Gemüse darin kurz andünsten. Mit dem Gemüsefond ablöschen.

4 Tomatenmark, Bohnen, Salz und Pfeffer unterrühren und alles noch zirka 15 Minuten köcheln.

5 Mit den Erdnüssen und einigen Basilikumblättchen bestreut servieren.

SCHWEINEFILET AUS DEM WOK

Für 2 Portionen: 300 g Schweinefilet, 1 TL Olivenöl, 1 Knoblauchzehe, 1 cm frische Ingwerwurzel, 1 kleine Chilischote, 500 g Mangold, 2 kleine gelbe Paprika, etwas Sojasauce, 3 EL Zitronen- oder Limettensaft, 2 TL Honig

Pro Portion: 365 kcal, 39 g E, 22 g KH, 12 g F

1 Das Filet in feine Streifen schneiden. Das Olivenöl im Wok erhitzen (alternativ eine normale Pfanne verwenden). Fleisch zirka 4 Minuten rundum anbraten, herausnehmen.

2 Mangold und Paprika waschen, putzen und klein schneiden.

3 Den Knoblauch, den Ingwer und die Chilischote fein hacken. Die Pfanne samt Bratfett nochmals erhitzen und die Würzzutaten darin andünsten.

4 Das Gemüse zugeben und kurz anbraten, dann auch das Fleisch wieder in die Pfanne geben.

5 Mit Sojasauce, Zitrussaft und Honig abschmecken. Dazu passt Basmati-Reis.

ALLES KÄSE?

Ein schneller Snack für jede Tageszeit, der viel wertvolles Eiweiß liefert, ist ein ordentliches Stück Käse pur mit frischem Knabbergemüse wie Paprika, Gurke, Radieschen ... das lockt kaum Blutzucker und hält schön lange satt, ohne müde zu machen.

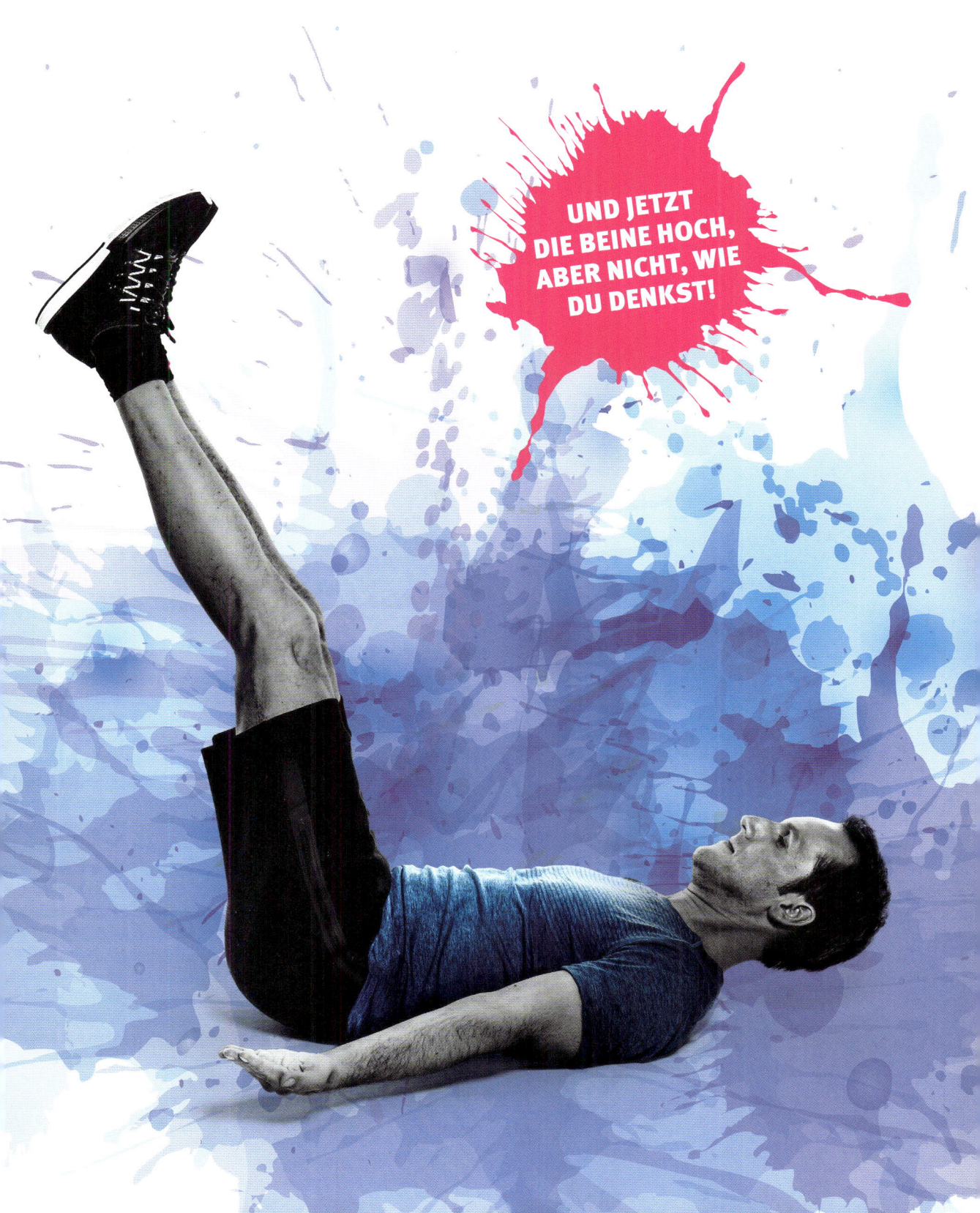

UND JETZT
DIE BEINE HOCH,
ABER NICHT, WIE
DU DENKST!

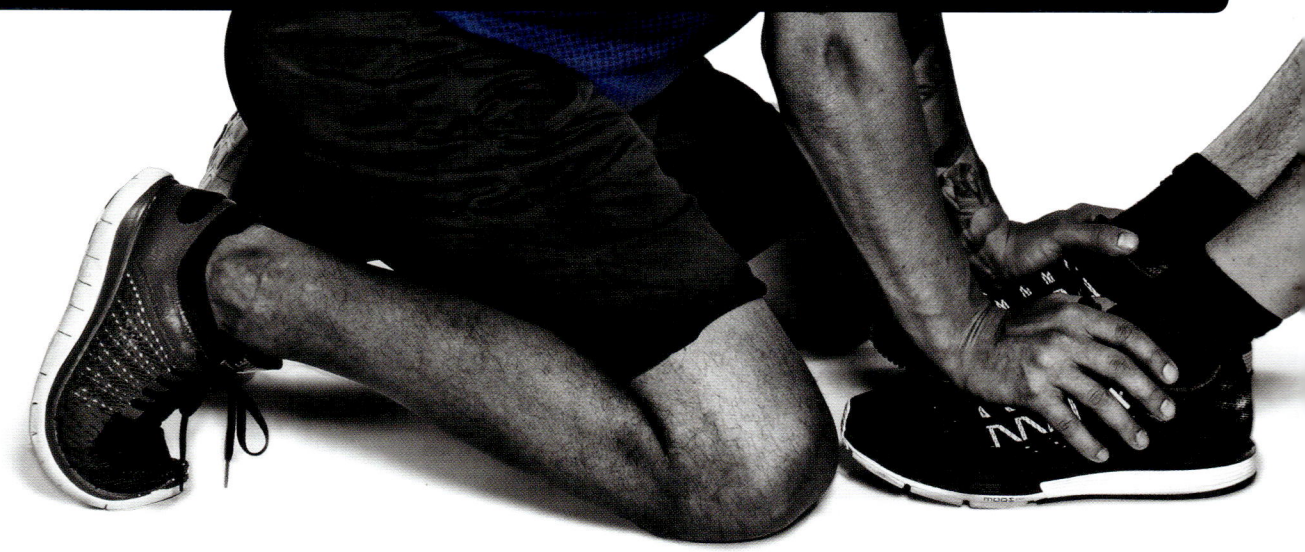

FREU DICH AUF DIE NÄCHSTEN ACHT WOCHEN – DU TUST ES FÜR DICH!

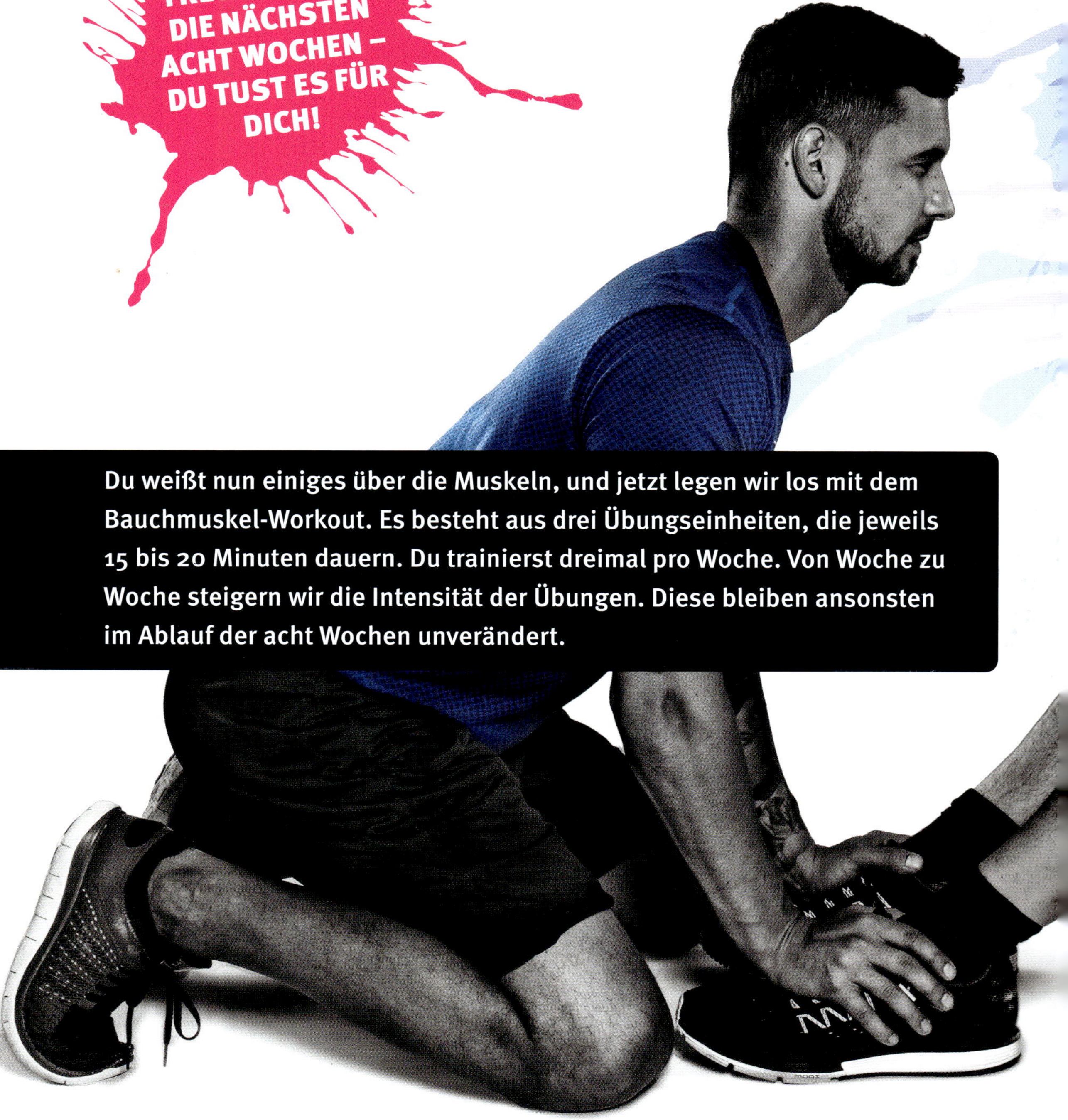

Du weißt nun einiges über die Muskeln, und jetzt legen wir los mit dem Bauchmuskel-Workout. Es besteht aus drei Übungseinheiten, die jeweils 15 bis 20 Minuten dauern. Du trainierst dreimal pro Woche. Von Woche zu Woche steigern wir die Intensität der Übungen. Diese bleiben ansonsten im Ablauf der acht Wochen unverändert.

DEIN BAUCHMUSKEL-
WORKOUT

DIE CHALLENGE BEGINNT

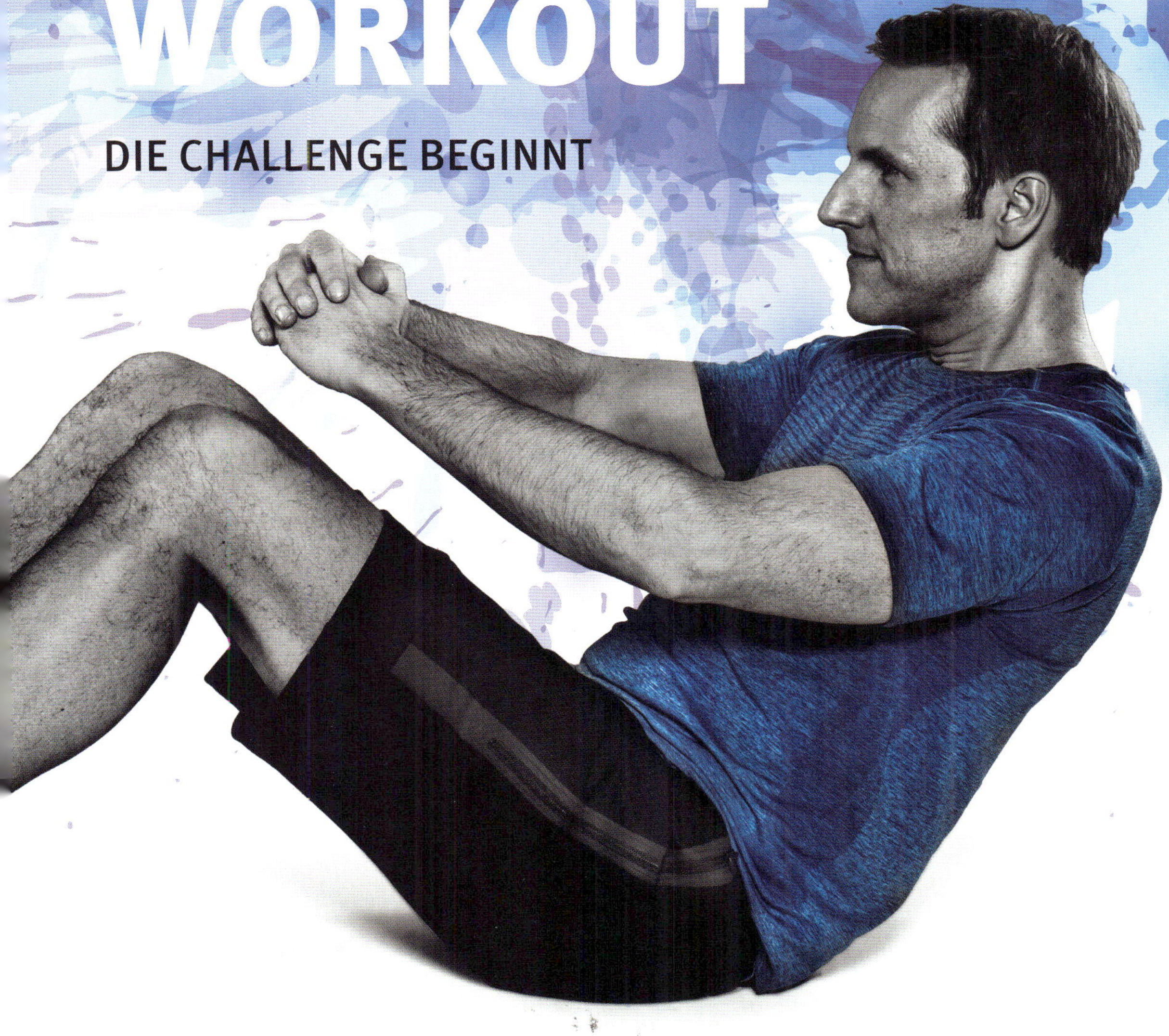

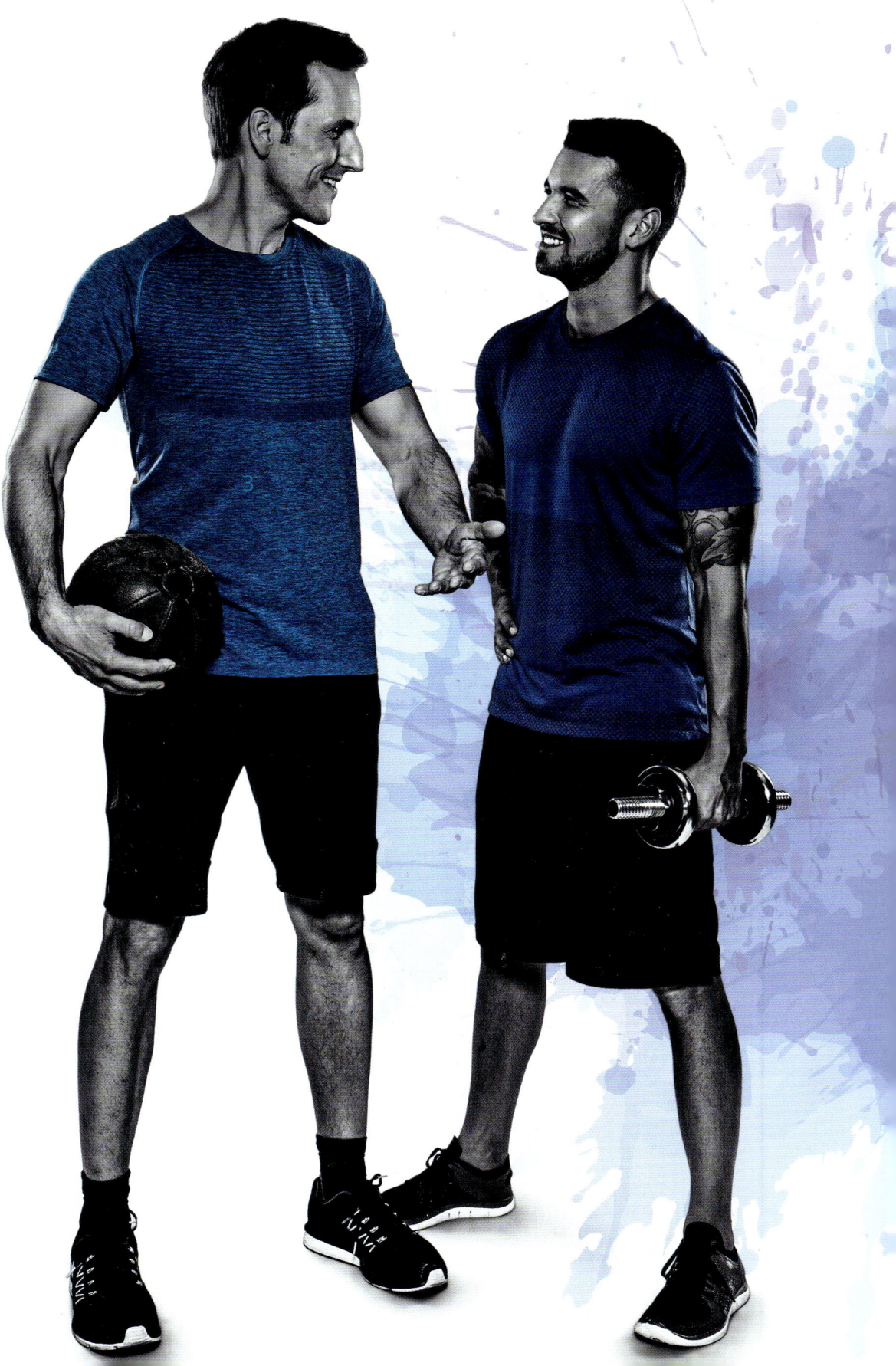

TRAINING FÜR DIE STARKE MITTE

Was auch immer dich bisher davon abgehalten hat, deine Muskeln in Form zu bringen: Das zählt jetzt nicht mehr. Wir haben dein Workout perfekt und alltagstauglich zusammengestellt – nur schwitzen musst du noch selbst! Hier kommen die Basics.

GLEICHGEWICHT: Jede der 3 Übungseinheiten besteht aus 9 Übungen. Davon sind jeweils 8 Bauchmuskelübungen und 1, die am Ende des Workouts, ist eine Ausgleichsübung für die Rückenmuskeln. Denn wenn du deine Bauchmuskeln trainierst, ist es umso wichtiger, auch die gegenüberliegenden Muskelgruppen zu aktivieren.

TRAININGSREIZE: Dadurch, dass die Intervalle der Übungen von Woche zu Woche intensiver werden, tritt kein Gewöhnungseffekt ein, und du kommst nicht an den Punkt, an dem dein Bauchmuskeltraining stagniert.

TECHNIK: Beim Workout geht Qualität vor Quantität: Erst wenn du eine Übung sauber draufhast, solltest du das Tempo steigern. Immer ruhig atmen und nicht die Luft anhalten. Grundsätzlich gilt: Bei Anspannung ausatmen, bei Entspannung einatmen.

EQUIPMENT: Du brauchst bequeme, aber gut sitzende Kleidung, Sportschuhe mit flexibler Sohle und optional eine Trainingsmatte, falls das für dich angenehmer ist als ohne.

TRAININGSUMFANG:
Woche 1 und 2: 2 × 30 Sek. Belastung, 15 Sek. Pause = ca. 12 Minuten
Woche 3 und 4: 2 × 40 Sek. Belastung, 20 Sek. Pause = ca. 15 Minuten
Woche 5 und 6: 2 × 45 Sek. Belastung, 15 Sek. Pause = ca. 16 Minuten
Woche 7 und 8: 2 × 50 Sek. Belastung, 10 Sek. Pause = ca. 17 Minuten

LOS GEHT'S – OHNE WENN UND ABER!

WORKOUT 1 (MONTAG)

Du beginnst mit einigen Trainingsklassikern, die einfach scheinen, aber hochwirksam sind. Das Wichtigste ist die saubere, konzentrierte Ausführung!

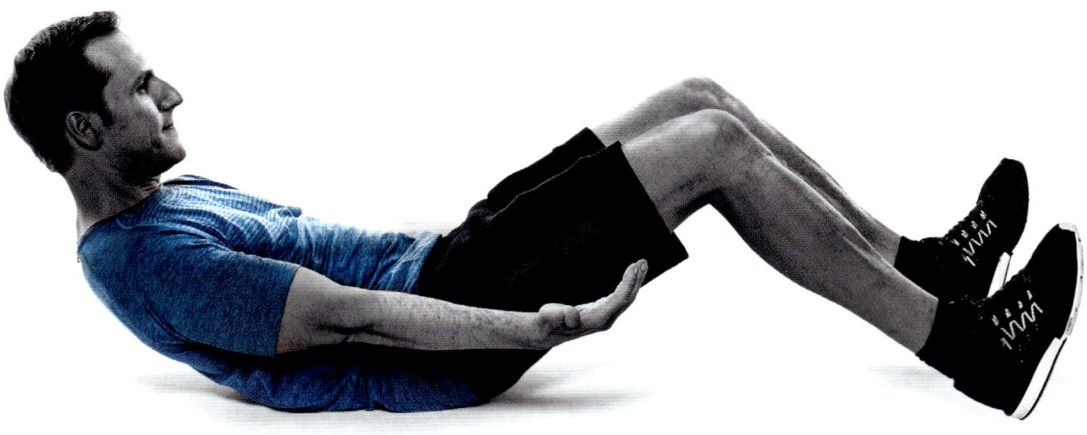

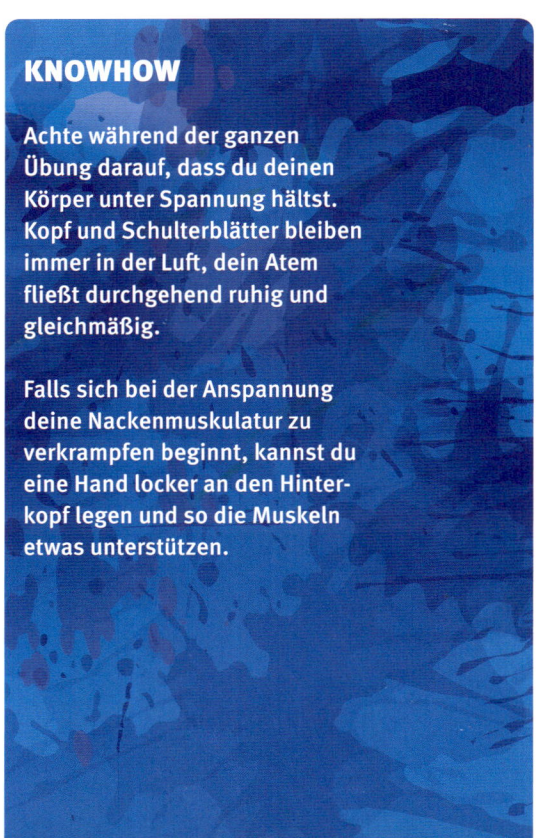

KNOWHOW

Achte während der ganzen Übung darauf, dass du deinen Körper unter Spannung hältst. Kopf und Schulterblätter bleiben immer in der Luft, dein Atem fließt durchgehend ruhig und gleichmäßig.

Falls sich bei der Anspannung deine Nackenmuskulatur zu verkrampfen beginnt, kannst du eine Hand locker an den Hinterkopf legen und so die Muskeln etwas unterstützen.

CRUNCH GERADE

Eine klassische Übung für die geraden Bauchmuskeln.

1 Lege dich lang auf den Rücken und stelle die Beine an, deine Fersen drücken gegen den Boden. Die Arme liegen neben dem Körper, die Handflächen zeigen nach oben.

2 Spanne die Bauchmuskeln an und komm mit einer kleinen Aufrollbewegung vom Boden hoch. Hebe dabei den Kopf und die Schulterblätter vom Boden ab, ebenso die Arme mit nach vorn ziehenden Fingerspitzen.

3 Lass deinen Oberkörper dann langsam wieder ein Stück nach hinten sinken, aber nie so weit, dass du die Spannung verlierst. Wiederhole die kleine Aufrollbewegung so oft du kannst für die angegebene Dauer (siehe Seite 35).

SEITSTÜTZ

Kräftigt die seitlichen Bauchmuskeln, stabilisiert Hüfte und Rumpf.

1 Lege dich auf die linke Seite und stütze dich auf den linken Arm, der rechtwinklig nach vorn zeigt. Der Ellbogen ist genau unterhalb der Schulter. Lege die rechte Hand an die rechte Hüfte. Die Beine sind parallel, der rechte Fuß liegt auf dem linken.

2 Hebe nun das Becken vom Boden ab und schiebe deine rechte Hüfte nach oben, sodass deine Wirbelsäule gerade ist und dein Körper eine gestreckte Linie bildet. Versuche, nicht einzusinken und die Hüfte am höchsten Punkt zu halten.

Halte die Position für die gesamte angegebene Dauer (siehe Seite 35).

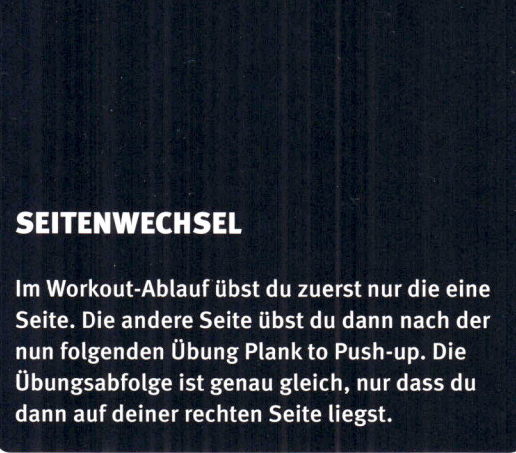

SEITENWECHSEL

Im Workout-Ablauf übst du zuerst nur die eine Seite. Die andere Seite übst du dann nach der nun folgenden Übung Plank to Push-up. Die Übungsabfolge ist genau gleich, nur dass du dann auf deiner rechten Seite liegst.

KNOWHOW

Achte darauf, dass der Körper die ganze Zeit eine gerade Linie bildet und nicht nach vorn oder nach hinten kippt. Deine Schultern dürfen nicht einsinken, und es muss immer viel Platz zwischen Ohr und Schulter bleiben.

Wenn du anfangs etwas »wackelst«, kannst du die Füße versetzt ablegen: Der Fuß des oberen Beins liegt dann nicht auf dem anderen Fuß, sondern davor.

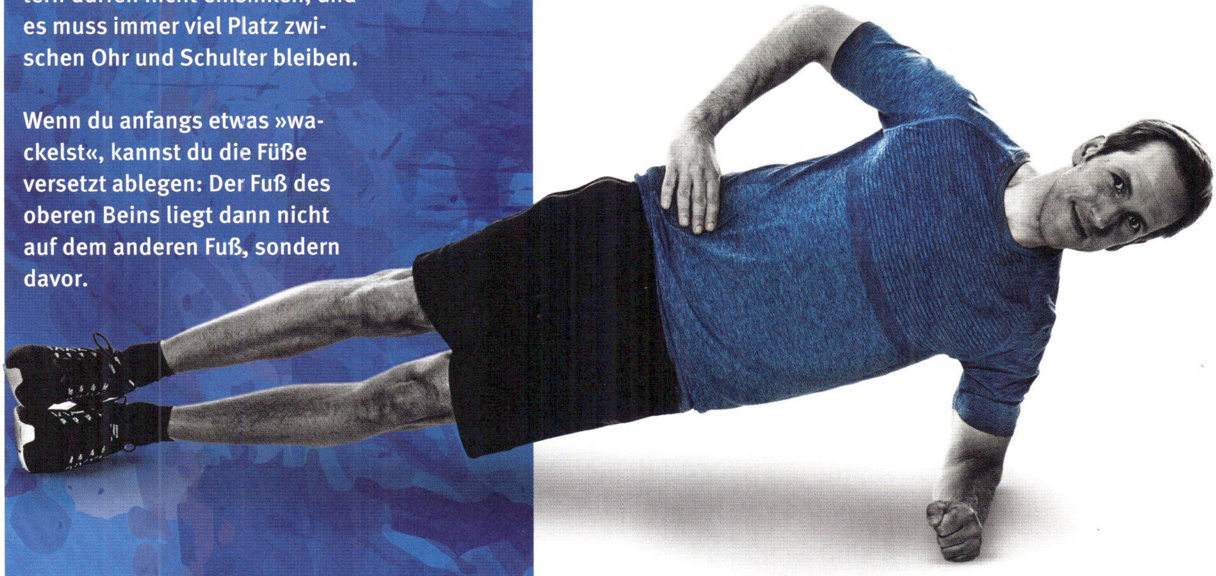

PLANK TO PUSH-UP

Aktiviert und kräftigt die gesamte Rumpf-muskulatur.

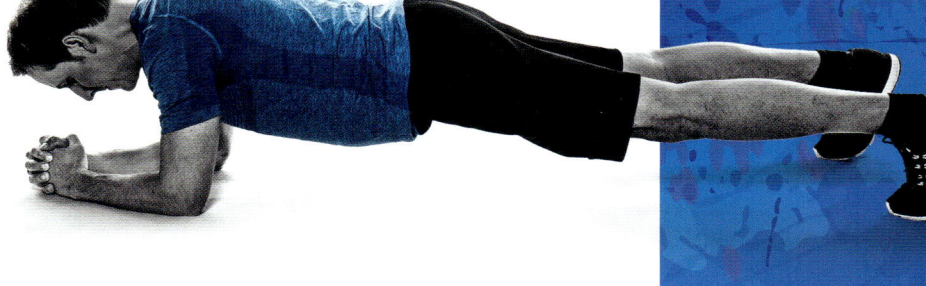

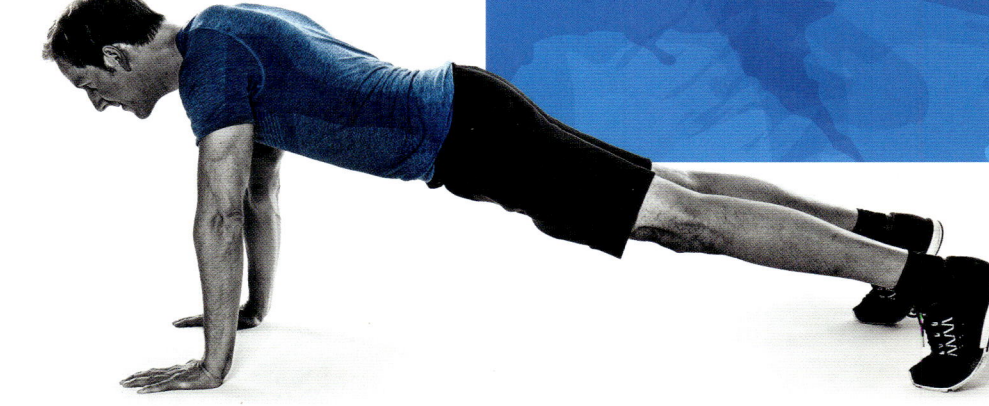

1 Aus der Bauchlage kommst du in den Unterarmstütz (Plank-Position): Lege beide Unterarme vor dir auf dem Boden ab und hebe Rücken und Becken an. Die Ellbogen sind genau unterhalb der Schultern, die Fußspitzen sind aufgestellt.

2 Jetzt drückst du dich in den Liegestütz hoch, indem du erst den rechten Arm auf-stellst, dann den linken. Die Handflächen zeigen gerade nach vorn.

3 Halte die Position kurz und komme dann wieder in den Unterarmstütz, indem du erst den rechten, dann den linken Arm ablegst.

4 Anschließend wiederholst du den Bewe-gungsablauf mit umgekehrten Vorzeichen: erst den linken, dann den rechten Unterarm aufstellen und ablegen.

Fahre für die gesamte angegebene Dauer (siehe Seite 35) so fort.

CRUNCH DIAGONAL

Klassische Übung für die seitlichen Bauchmuskeln.

1 In der Rückenlage stellst du die Füße auf die Fersen auf. Die Arme liegen neben dem Körper, die Handflächen zeigen nach oben.

2 Wie beim Crunch von Seite 36 kommst du nun in einer kleinen Aufrollbewegung nach oben, indem du Kopf und Schulterblätter vom Boden abhebst. Statt nach vorn ziehst du dich nun aber zur rechten Seite hoch, wobei deine linke Schulter Richtung rechtes Knie zieht.

3 Anschließend lässt du dich ein kleines Stück zurücksinken, bis du wieder in der geraden Crunch-Position bist, Kopf und Schultern bleiben also oben. Dann ziehst du dich zur linken Seite und ziehst mit der rechten Schulter in Richtung linkes Knie.

Fahre für die angegebene Dauer (siehe Seite 35) mit dieser wechselseitigen diagonalen Bewegung fort.

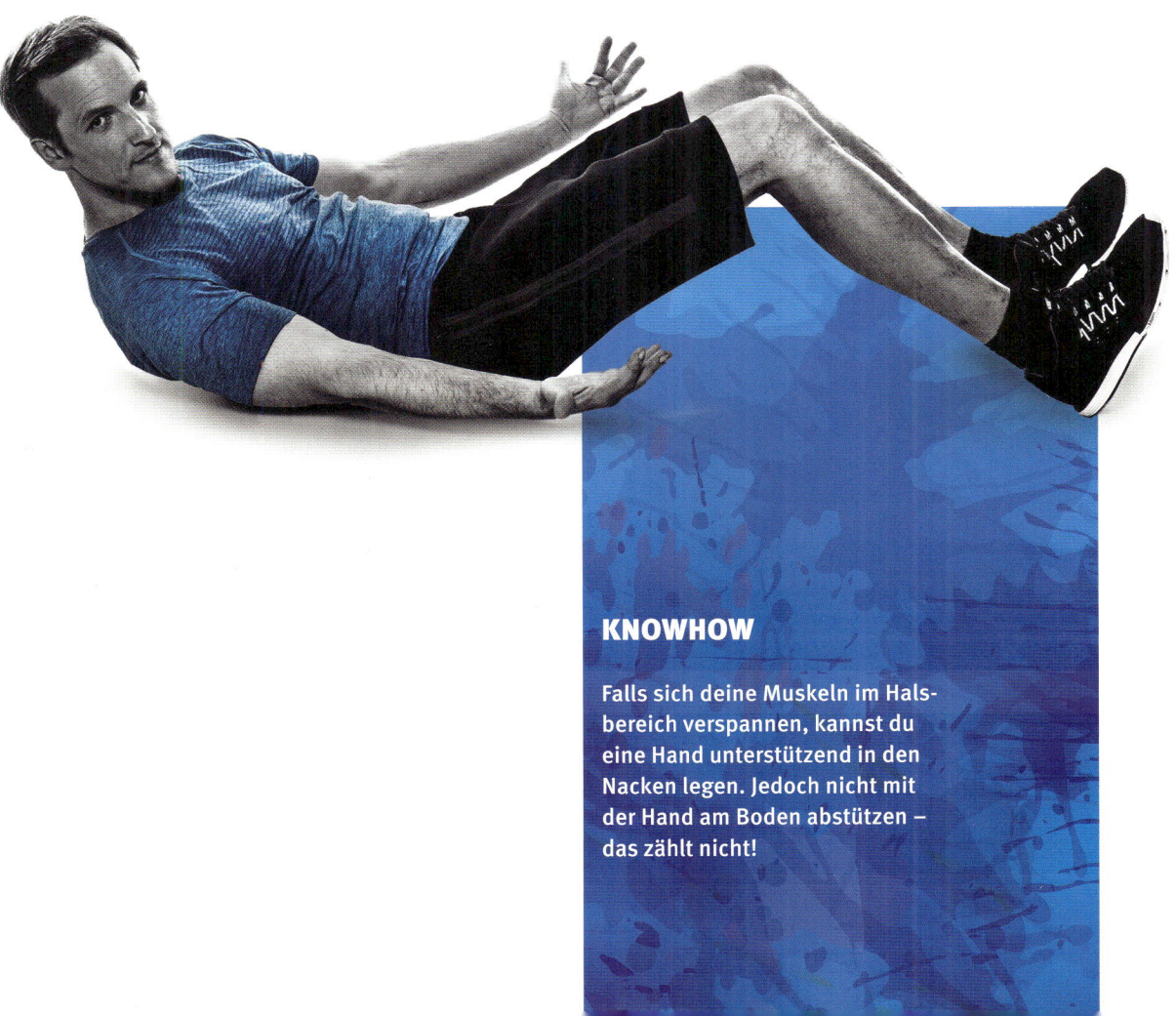

KNOWHOW

Falls sich deine Muskeln im Halsbereich verspannen, kannst du eine Hand unterstützend in den Nacken legen. Jedoch nicht mit der Hand am Boden abstützen – das zählt nicht!

SEITLAGE
BEIN ANHEBEN

Formt die seitlichen Bauchmuskeln und aktiviert den Rückenstrecker.

1 Du liegst auf der rechten Seite, dein rechter Arm ist ausgestreckt, und der Kopf liegt entspannt auf dem rechten Oberarm. Den linken Arm legst du vor dem Körper ab. Die Beine sind parallel, die Füße liegen aufeinander.

2 Hebe nun die geschlossenen Beine an, indem du die Taillenmuskeln aktivierst und die Spannung dort hältst. Je höher du die Beine hebst, desto anstrengender wird es.

3 Die Füße gehen nun hoch und tief, bleiben dabei aber die ganze Zeit in der Luft.

Fahre für die angegebene Dauer (siehe Seite 35) so fort.

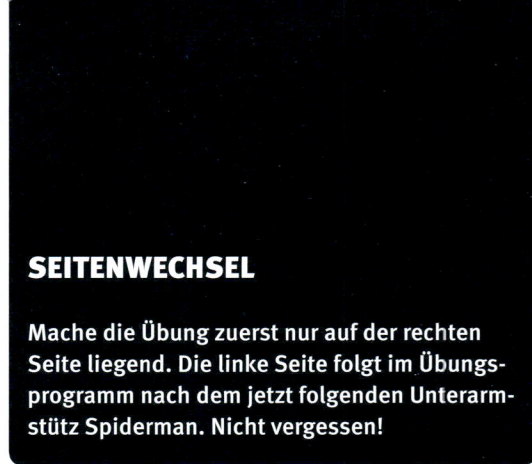

SEITENWECHSEL

Mache die Übung zuerst nur auf der rechten Seite liegend. Die linke Seite folgt im Übungsprogramm nach dem jetzt folgenden Unterarmstütz Spiderman. Nicht vergessen!

KNOWHOW

Achte darauf, dass deine Wirbelsäule schön gerade bleibt und du nicht ins Hohlkreuz fällst.

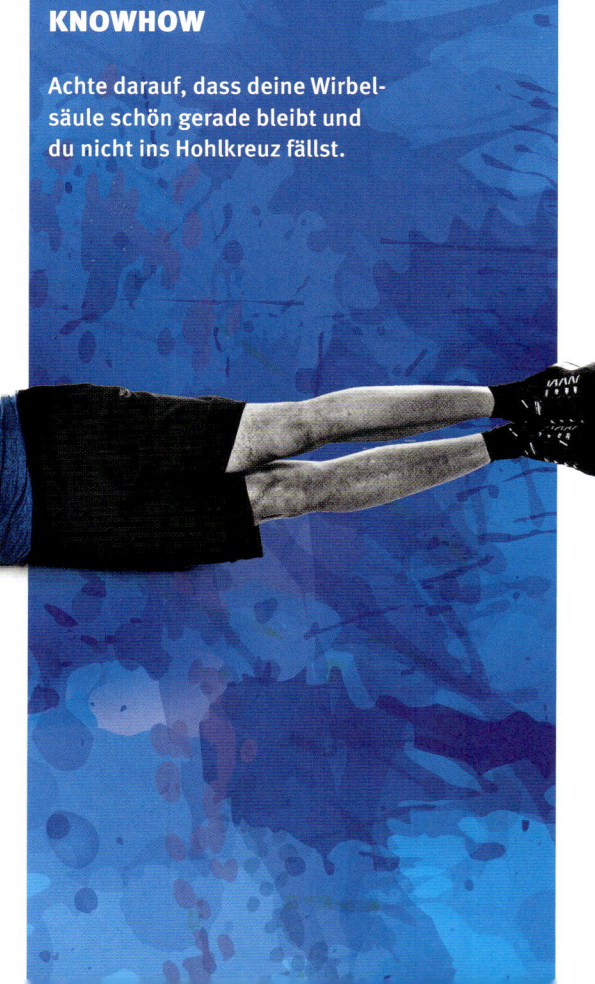

UNTERARMSTÜTZ SPIDERMAN

Superhelden brauchen eine stabile Rumpfmuskulatur!

1 Komme aus der Bauchlage wieder in die Plank-Position (siehe Seite 38) mit aufgestellten Unterarmen. Die Ellbogen sind genau unter den Schultern. Stütze die gestreckten Beine auf die Fußspitzen.

2 Ziehe dein rechtes Knie über die Seite nach vorn Richtung Unterarm ran.

3 Anschließend stellst du das Bein wieder in die Ausgangsposition ab. Jetzt geht das linke Knie nach vorn.

Ziehe auf diese Weise beide Knie für die angegebene Dauer (siehe Seite 35) immer im Wechsel nach vorn.

KNOWHOW

Achte darauf, dass du beim Nachvorneziehen die Spannung im gesamten Bein hältst, sodass eine geschmeidige Bewegung entsteht. Die Füße sollten nicht nach unten wegsacken.

Versuche den Oberkörper während der Übung ruhig zu halten. Die Bewegung sollte nur aus den Beinen kommen. Stelle dir vor, du wärst Spiderman, der eine Wand hochkrabbelt.

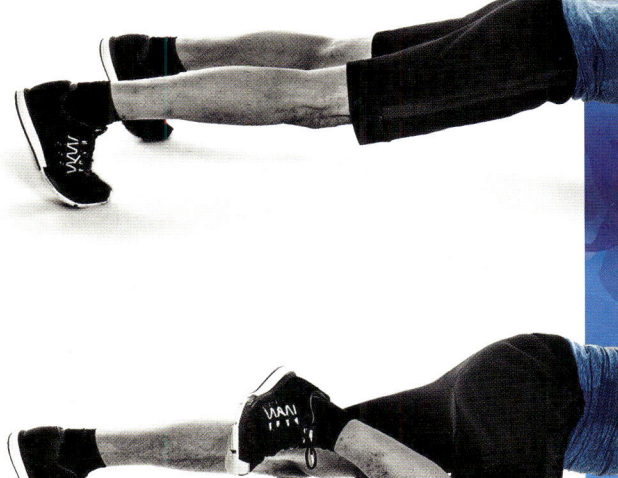

RÜCKENBRÜCKE

Dehnt die Bauchmuskeln und aktiviert die ausgleichende Muskulatur im Rücken.

1 In Rückenlage stellst du die Beine auf, sodass der ganze Fuß am Boden steht. Die Arme liegen neben dem Körper mit den Handflächen nach oben.

2 Hebe jetzt dein Becken an, bis deine Wirbelsäule mit deinen Oberschenkeln eine gerade Linie bildet. Der Kopf bleibt entspannt am Boden liegen.

Die Position hältst du für die angegebene Dauer (siehe Seite 35).

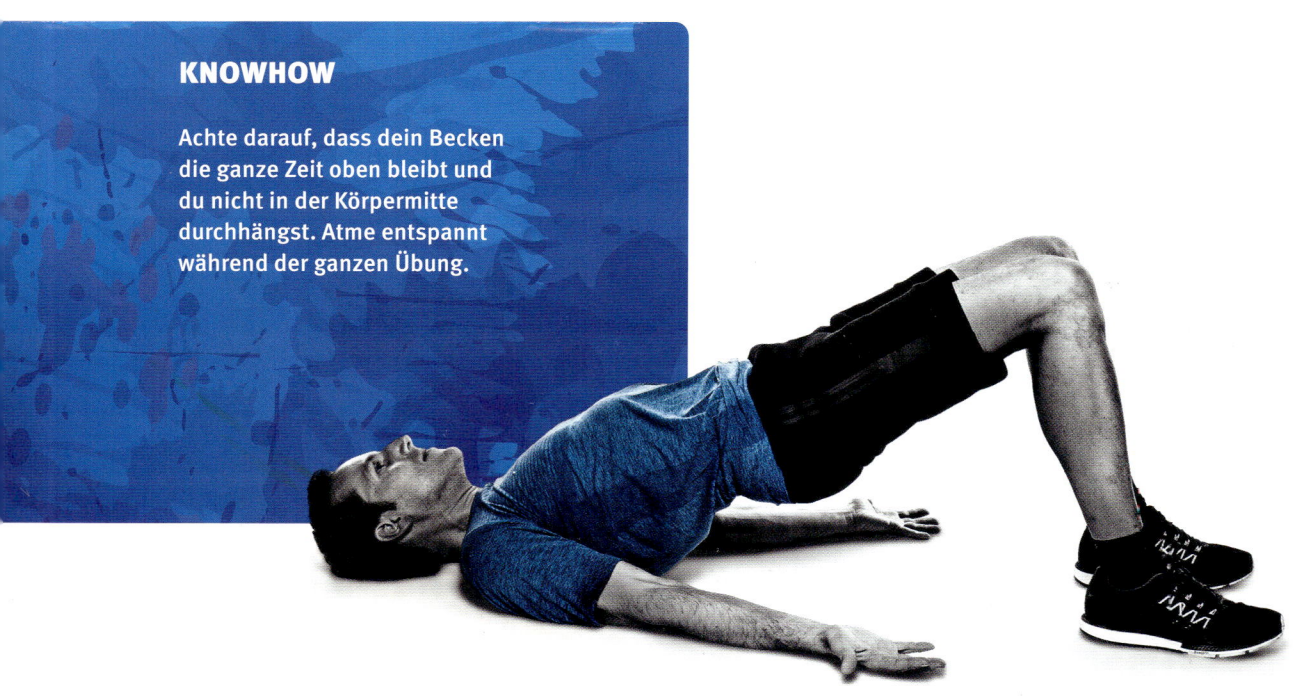

WORKOUT 2 (DONNERSTAG)

Crunchtime! Das Donnerstagsworkout zeigt, wie variabel bewährte Übungen sind, und verschafft dir außerdem viel Abwechslung, was deine Lage im Raum und die Bewältigung der Schwerkraft betrifft ...

CRUNCH HALTEN

Formt die quergestreiften Bauchmuskeln und sorgt für eine schlanke Taille.

1 In Rückenlage kommst du mit dem Kopf und den Schulterblättern hoch in die Crunch-Position (siehe Seite 36). Das rechte Bein ist nach vorn ausgestreckt, das linke Bein zeigt rechtwinklig gebeugt nach oben. Die Arme liegen neben dem Körper.

2 Hebe nun rechtes Bein, Kopf und Schulterblätter ein paar Zentimeter vom Boden ab und strecke gleichzeitig den rechten Arm nach hinter. Achte darauf, dass viel Abstand zwischen Oberarm und Ohr bleibt und dass du die Schultern nicht nach oben ziehst.

3 Anschließend wechselst du die Seite und winkelst das rechte Bein in der Luft an, während das linke gestreckt nach vorn kommt.

Fahre für die angegebene Dauer (siehe Seite 35) mit der fließenden wechselseitigen Bewegung fort.

KNOWHOW

Strecke die Beine nur so weit, dass du die Spannung im ganzen Körper aufrechterhalten kannst. Der untere Rücken sollte nicht ins Hohlkreuz kippen.

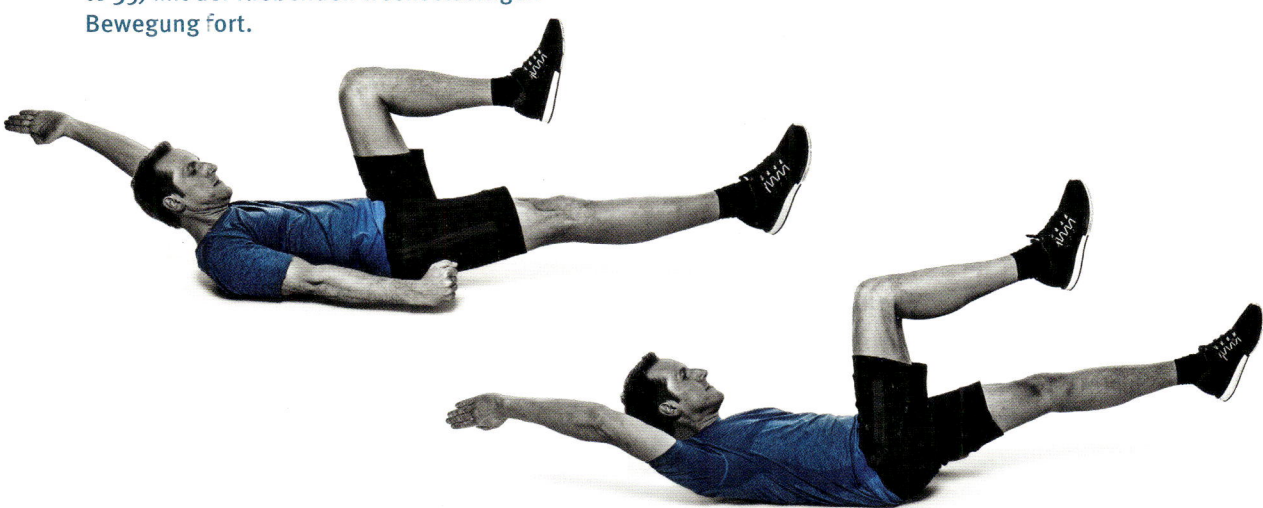

SEITSTÜTZ, KNIE ANZIEHEN

Fördert Gleichgewicht und Koordination.

1 Lege dich auf die rechte Seite und stütze dich mit der rechten Hand ab, indem du den Unterarm so am Boden ablegst, dass die Hand nach vorne zeigt. Der Ellbogen ist senkrecht unterhalb der Schulter. Das rechte Bein ist leicht angewinkelt, der Fuß zeigt nach hinten. Das linke Bein streckst du aus.

2 Hebe nun dein Becken an, sodass der Rücken eine gerade Linie bildet. Strecke den linken Arm nach oben, aber ohne die Schulter dabei hochzuziehen. Gleichzeitig hebst du dein linkes Bein gestreckt vom Boden ab, sodass es mit dem Becken eine gerade Linie bildet.

SEITENWECHSEL

Trainiere zuerst nur die eine Seite. Die andere Seite folgt im Übungsprogramm nach dem nun folgenden Bergsteiger.

3 Bringe den linken Arm und das linke Bein zusammen, sodass sich Ellbogen und Knie vor der Körpermitte berühren. Anschließend streckst du Arm und Bein wieder aus.

Fahre für die angegebene Dauer (siehe Seite 35) so fort, ohne abzusetzen.

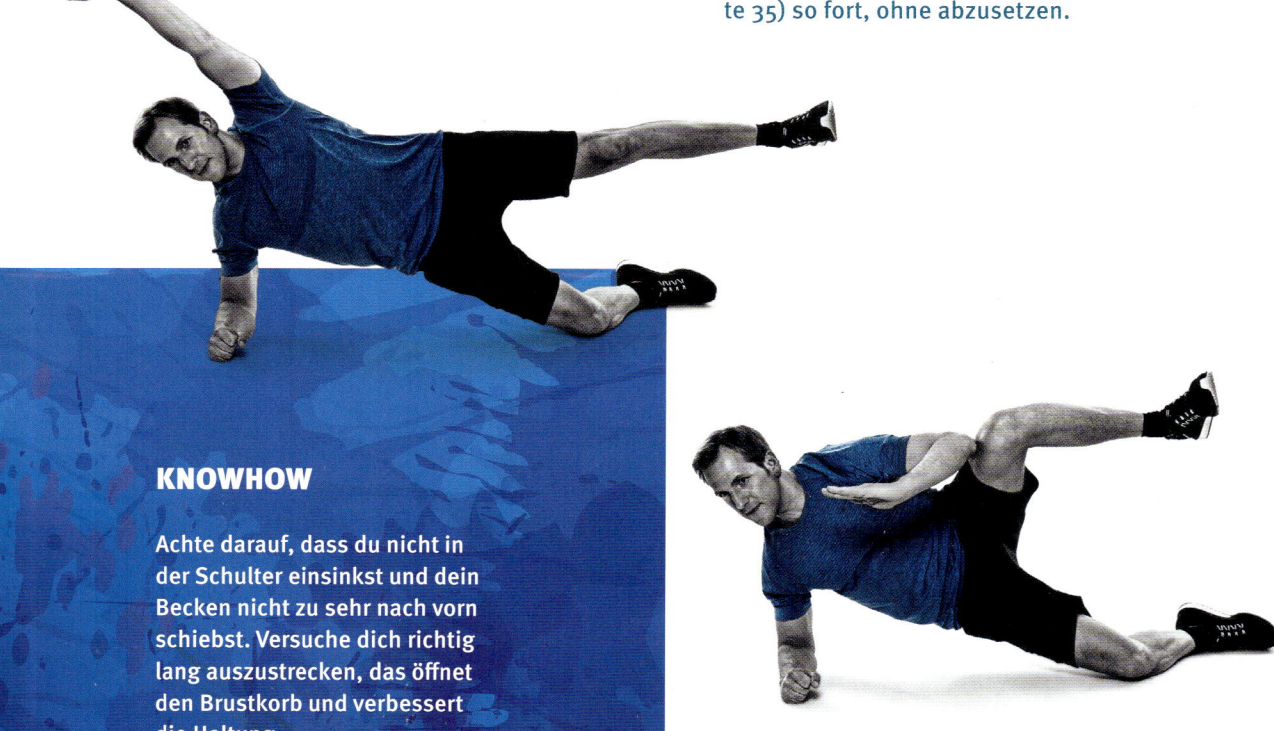

KNOWHOW

Achte darauf, dass du nicht in der Schulter einsinkst und dein Becken nicht zu sehr nach vorn schiebst. Versuche dich richtig lang auszustrecken, das öffnet den Brustkorb und verbessert die Haltung.

BERGSTEIGER

Kräftigt Rumpf- und Bauchmuskulatur.

1 Aus der Bauchlage drückst du dich in den Liegestütz hoch. Die Arme stehen schulterbreit, die Handflächen zeigen nach vorn. Die Beine sind parallel nach hinten ausgestreckt und auf den Fußspitzen aufgestellt.

2 Ziehe dein linkes Knie nach vorn unter die Brust. Die Wirbelsäule soll dabei gerade und die Arme möglichst unbewegt bleiben.

3 Strecke das Bein wieder nach hinten aus und stelle es ab. Ohne Pause kommt nun das rechte Knie nach vorn unter die Brust.

Fahre für die angegebene Dauer (siehe Seite 35) mit dieser fließenden »Steigbewegung« fort.

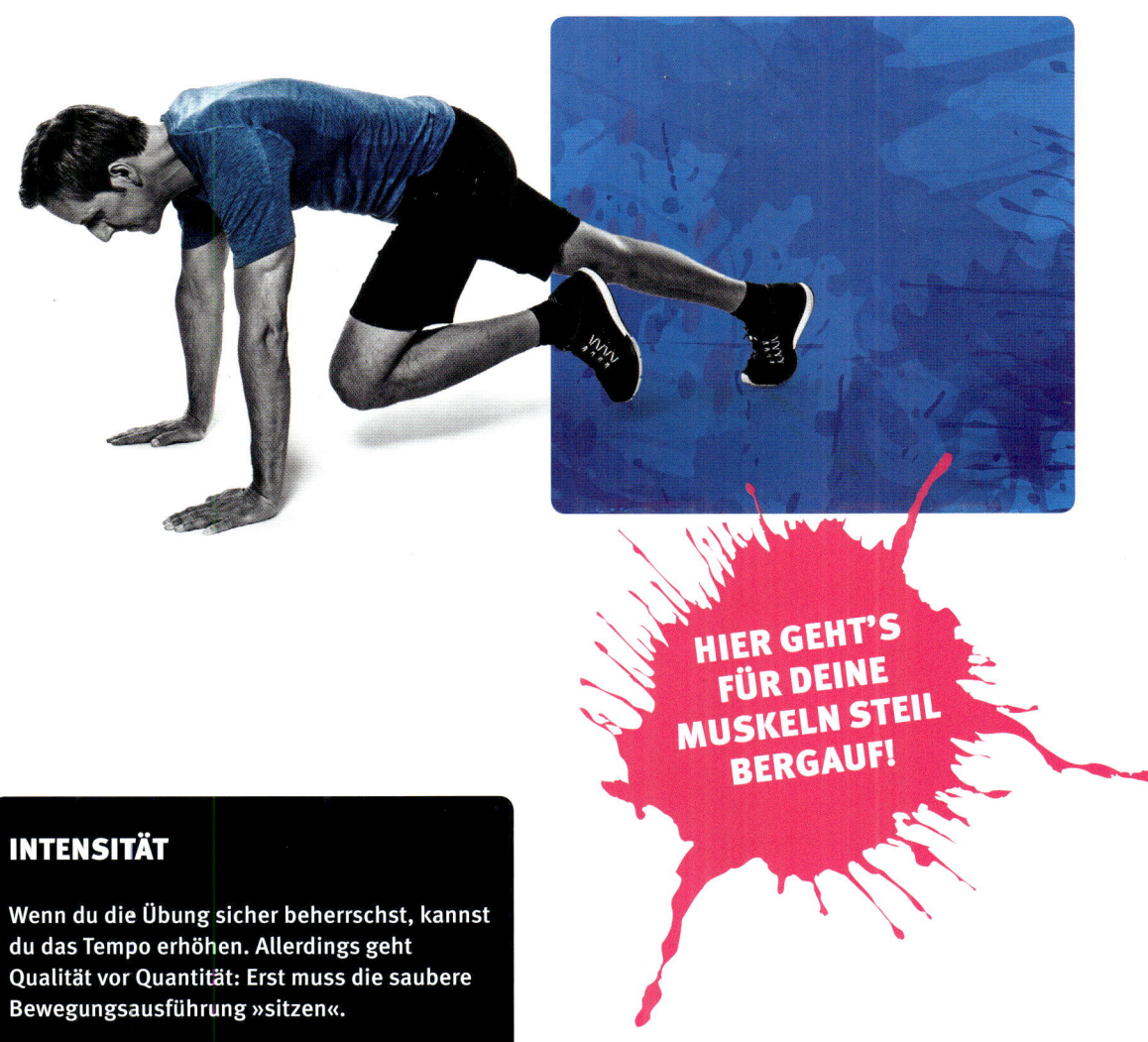

HIER GEHT'S FÜR DEINE MUSKELN STEIL BERGAUF!

INTENSITÄT

Wenn du die Übung sicher beherrschst, kannst du das Tempo erhöhen. Allerdings geht Qualität vor Quantität: Erst muss die saubere Bewegungsausführung »sitzen«.

CRUNCH DIAGONAL NACH RECHTS

Seitliche und schräge Bauchmuskeln werden aktiviert.

1 In Rückenlage legst du das rechte Bein über das linke, sodass der rechte Fuß den linken Oberschenkel kreuzt. Der linke Arm liegt zur Unterstützung im Nacken, der Ellbogen zeigt nach außen.

INTENSITÄT

Die Übung wird zuerst nur für eine Seite gemacht, direkt im Anschluss folgt dann die andere Seite (siehe Seite 48).

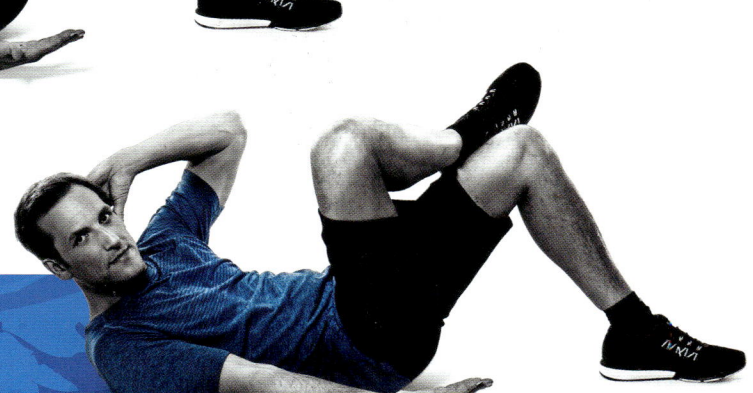

KNOWHOW

Entspannt atmen, nicht den Atem anhalten! Achte zudem darauf, dass die Bewegung aus den Bauchmuskeln entsteht und du nicht einfach nur den Kopf nach oben reißt. Der linke Ellbogen bleibt immer nach außen gedreht, die Schultern bleiben gerade und parallel.

2 Hebe Kopf, Schultern und Arme nun in den Crunch. Dreh dich dabei in einer kleinen Rotationsbewegung zum rechten Knie ein, indem du versuchst, mit dem linken Ellbogen Richtung rechtes Knie zu ziehen.

3 Lass dich anschließend wieder ein Stück zurücksinken und komme dann wieder hoch. Es darf ruhig eine kleine Bewegung sein.

Fahre für die angegebene Dauer (siehe Seite 35) mit dieser Auf-und-ab-Bewegung fort.

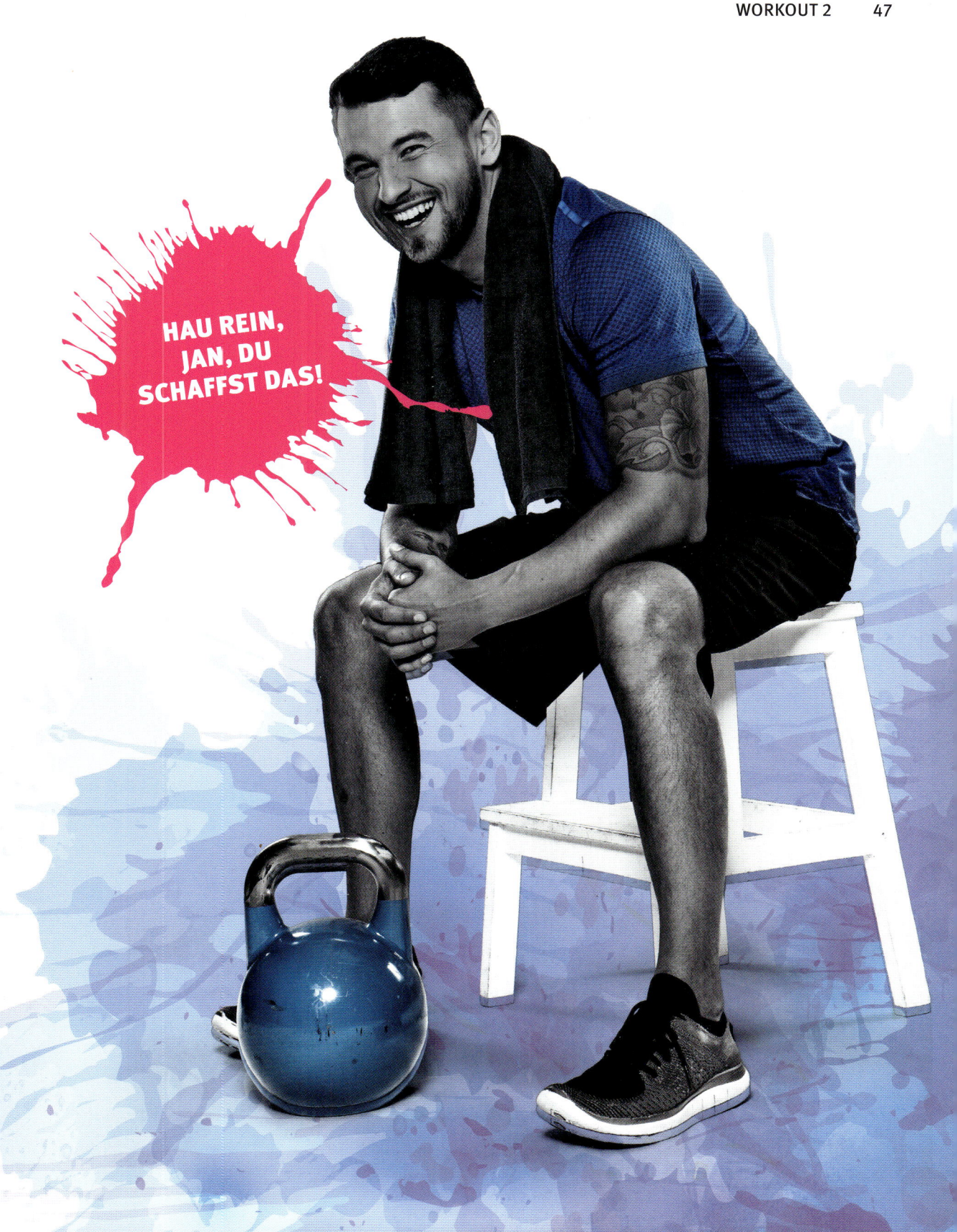

CRUNCH DIAGONAL NACH LINKS

Die seitlichen und schrägen Bauchmuskeln werden nun auch mit der »seitenverkehrten« Bewegung aktiviert.

1 In Rückenlage legst du das linke Bein über das rechte, sodass der linke Fuß den rechten Oberschenkel kreuzt. Der rechte Arm liegt zur Unterstützung im Nacken, der Ellbogen zeigt nach außen.

KNOWHOW

Im hochgelegten Bein kann's bei dieser Übung anfangs ganz schön ziehen – keine Ausweichbewegung machen, sondern das Bein entspannen und schön ruhig weiteratmen! Mit der Zeit werden die Muskeln und Faszien im Bein geschmeidiger. Ein schöner Nebeneffekt, oder?

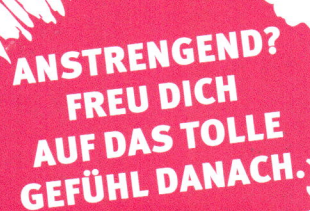

ANSTRENGEND? FREU DICH AUF DAS TOLLE GEFÜHL DANACH.

2 Hebe Kopf, Schultern und Arme nun in den Crunch. Drehe dich dabei in einer kleinen Rotationsbewegung zum linken Knie ein, indem du versuchst mit dem rechten Ellbogen Richtung linkes Knie zu ziehen.

3 Lass dich anschließend wieder ein Stück zurücksinken und komme dann wieder hoch. Es darf ruhig eine kleine Bewegung sein.

Fahre für die angegebene Dauer (siehe Seite 35) mit dieser Auf-und-ab-Bewegung fort.

BERGSTEIGER DIAGONAL

Stabilisiert den gesamten Rumpf.

1 Aus der Bauchlage drückst du dich in die Liegestützposition. Die Arme sind schulterbreit auseinander, die Finger zeigen nach vorn. Die Beine sind parallel ausgestreckt und auf die Fußspitzen gestützt.

2 Ziehe dein rechtes Knie diagonal nach vorn unter die Brust, in Richtung deines linken Ellbogens. Die Wirbelsäule bleibt gerade, die Arme bleiben möglichst fest. Die Hüfte darf bei der Vorwärtsbewegung leicht eingedreht werden.

3 Strecke anschließend das Bein wieder nach hinten aus und stelle es ab. Dann ziehst du das linke Knie nach vorn in Richtung des rechten Ellbogens.

Fahre für die angegebene Dauer (siehe Seite 35) ohne Absetzen so fort.

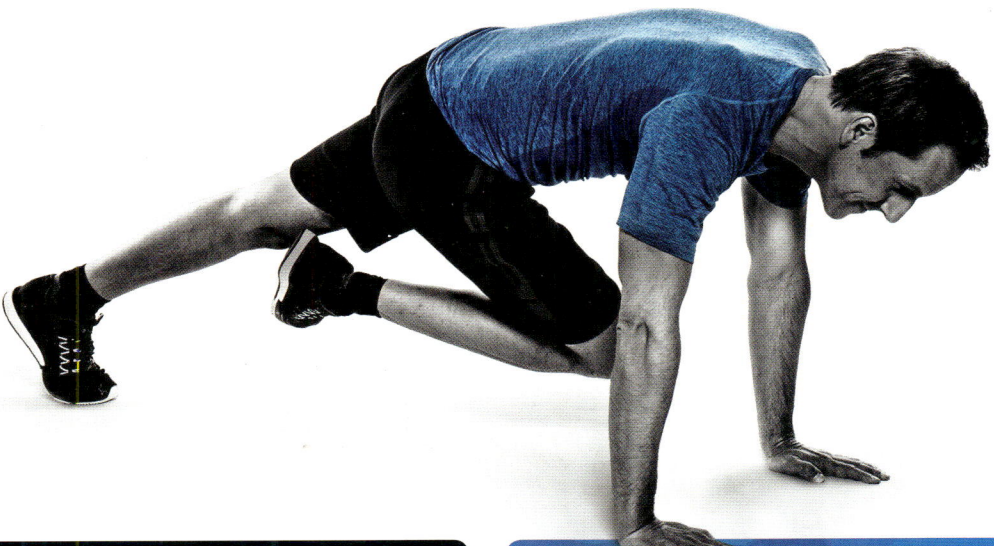

INTENSITÄT

Wenn es gut läuft, kannst du schneller werden. Wichtiger ist aber die saubere Bewegungsausführung!

KNOWHOW

Achte darauf, den Brustkorb nicht zu sehr einzuziehen und den Rücken nicht zu rund zu machen. Versuche eine stolze Haltung zu bewahren.

RUSSIAN TWIST

Trainiert die quergestreiften Bauchmuskeln für ein schönes Sixpack.

1 Im Sitzen stellst du die Füße locker auf den Fersen auf. Lege die Hände vor dem Bauch ineinander. Strecke die Wirbelsäule lang nach oben, als wolltest du mit dem Scheitel Richtung Decke ziehen.

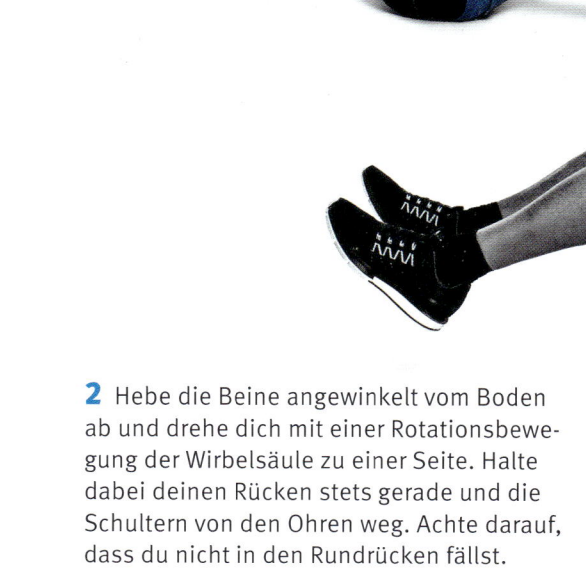

2 Hebe die Beine angewinkelt vom Boden ab und drehe dich mit einer Rotationsbewegung der Wirbelsäule zu einer Seite. Halte dabei deinen Rücken stets gerade und die Schultern von den Ohren weg. Achte darauf, dass du nicht in den Rundrücken fällst.

3 Dreh dich ruhig und gleichmäßig von einer Seite zur anderen, die Beine bleiben die ganze Zeit in der Luft. Achte darauf, dein Gleichgewicht zu halten.

Mache für die angegebene Dauer (siehe Seite 35) immer so weiter.

HACKEN IN BAUCHLAGE

Ausgleichsübung für den Rücken.

1 In Bauchlage streckst du die Arme und Hände parallel nach vorn aus, sodass die Handflächen zueinanderzeigen. Die Beine sind nach hinten gestreckt und auf die Fußspitzen gestützt.

2 Bringe deinen ganzen Körper in eine gute Grundspannung und aktiviere die Muskeln in Po und Oberschenkeln. Ziehe den Bauchnabel Richtung Wirbelsäule.

3 Hebe nun ganz leicht die Arme, den Kopf und den Brustkorb vom Boden ab. Strecke deinen Hals lang nach vorn und achte darauf, dass du die Schultern nicht hochziehst. Der Abstand zwischen Schultern und Ohren sollte immer gleich groß bleiben.

4 Jetzt machst du mit den Händen und Armen eine gegengleiche Auf-und-ab-Bewegung, als wolltest du mit den Handkanten etwas klein hacken. Arme und Hände berühren den Boden dabei nicht.

Mache für die angegebene Dauer (siehe Seite 35) so weiter.

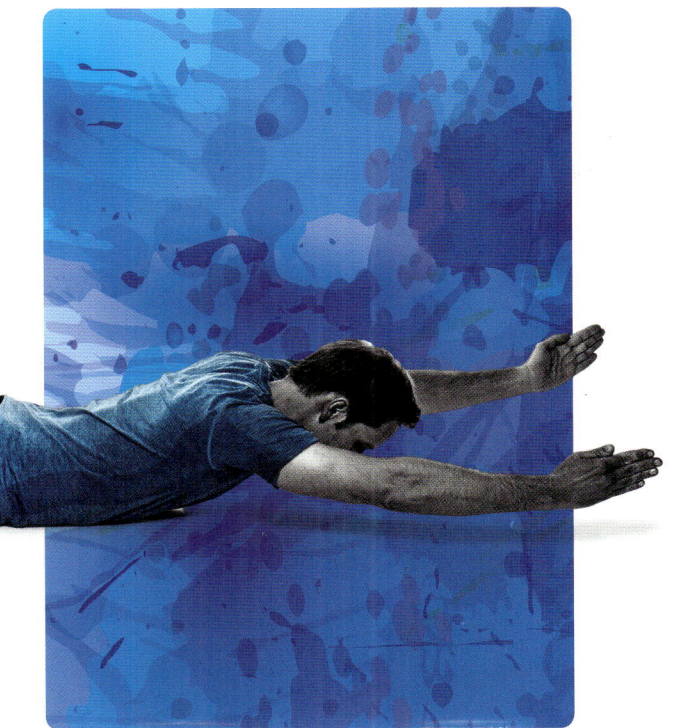

INTENSITÄT

Das Tempo beim »Hacken« kannst du variieren, auch während des Übens. Denke zum Beispiel an ein Windrad, dessen Blätter vom Wind mal schneller, mal langsamer angetrieben werden, im fliegenden Wechsel, ohne anzuhalten. Variation erhöht den Trainingseffekt!

WORKOUT 3 (SAMSTAG)

Rücken, Bauch und gesamter Rumpf: Am Samstag tust du nicht nur alles für dein Sixpack, sondern auch für eine stolze Haltung. Genau richtig, um abends noch tanzen zu gehen.

CRUNCH KÄFER RECHTS

Fordert die geraden Bauchmuskeln und die Rumpfmuskeln heraus.

1 In Rückenlage hebst du Kopf und Schultern vom Boden ab wie beim Crunch (siehe Seite 36). Strecke gleichzeitig dein rechtes Bein nach vorn aus und hebe das linke Knie im 90-Grad-Winkel gebeugt nach oben an. Den rechten Arm streckst du nach hinten, der linke Arm ist angewinkelt, und der linke Ellbogen berührt den linken Oberschenkel.

2 Bringe nun den rechten Arm und das rechte Bein ebenfalls zusammen, sodass sich beide Arme und Beine vor der Körpermitte treffen.

3 Dein linkes Bein und dein linker Arm bleiben fixiert in dieser Position, während du das rechte Bein und den rechten Arm immer wieder streckst und zusammenbringst.

Mache für die angegebene Dauer (siehe Seite 35) so weiter.

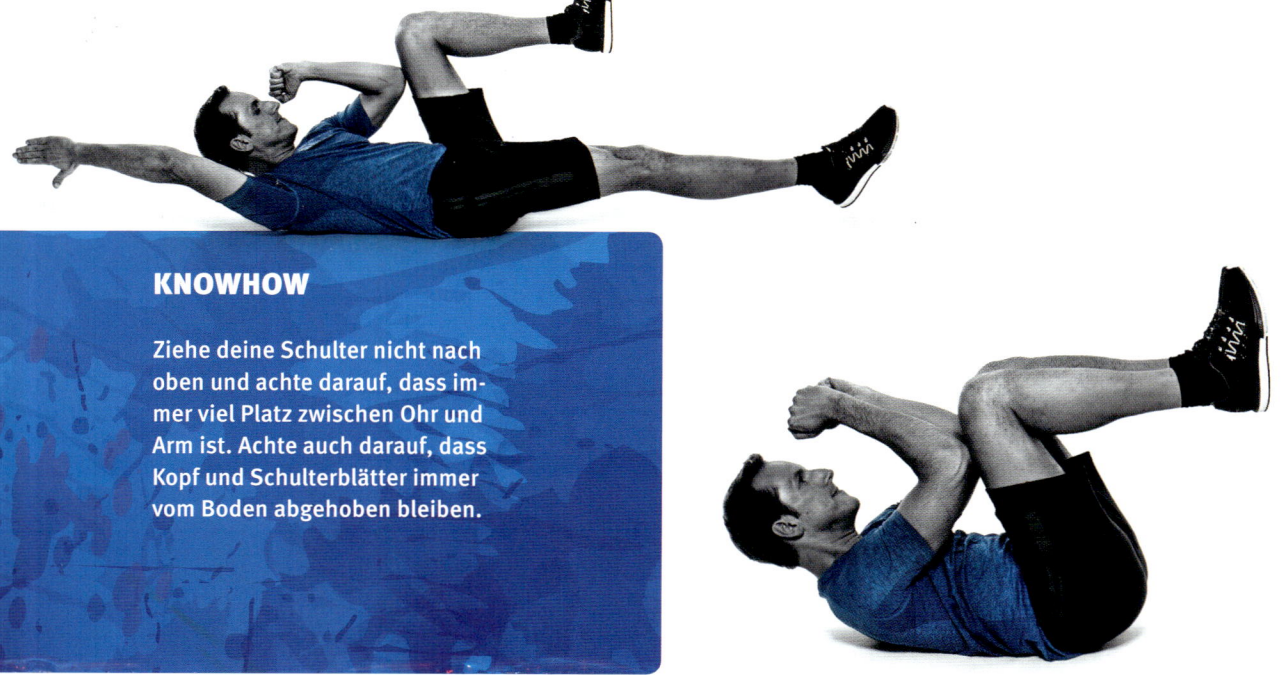

KNOWHOW

Ziehe deine Schulter nicht nach oben und achte darauf, dass immer viel Platz zwischen Ohr und Arm ist. Achte auch darauf, dass Kopf und Schulterblätter immer vom Boden abgehoben bleiben.

INTENSITÄT/SEITENWECHSEL

Je weiter weg die Knie sich von der Körpermitte befinden, desto mehr aktivierst du deine Bauchmuskeln.
Du übst zuerst nur die eine Seite, dann als nächste Übung die andere.

CRUNCH KÄFER LINKS

Trainiert die geraden Bauchmuskeln und die Rumpfmuskeln nun auch von der anderen Seite.

1 In Rückenlage hebst du Kopf und Schultern vom Boden ab. Strecke gleichzeitig dein linkes Bein nach vorn aus und hebe das rechte Knie im 90-Grad-Winkel gebeugt an. Den linken Arm streckst du nach hinten, der rechte Arm ist angewinkelt, und der rechte Ellbogen berührt den rechten Oberschenkel.

2 Bringe nun den linken Arm und das linke Bein ebenfalls zusammen, sodass sich Arme und Beine vor der Körpermitte treffen.

3 Dein rechtes Bein und dein rechter Arm bleiben fixiert in dieser Position, während du das linke Bein und den linken Arm immer wieder streckst und zusammenbringst.

Mache für die angegebene Dauer (siehe Seite 35) so weiter.

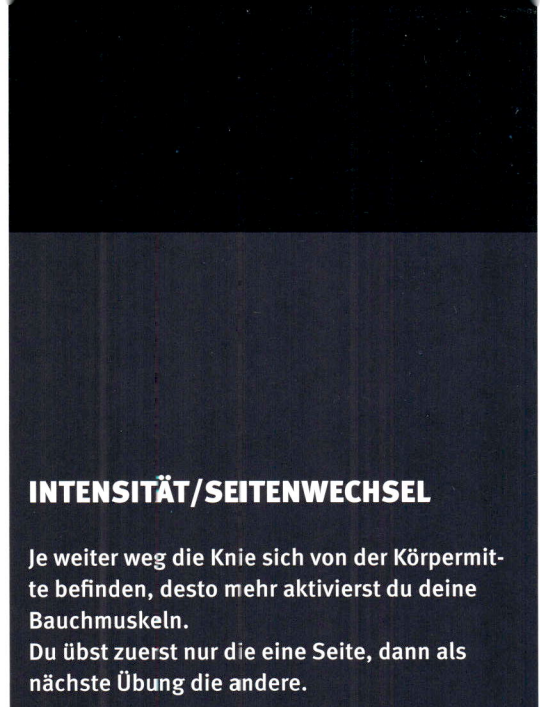

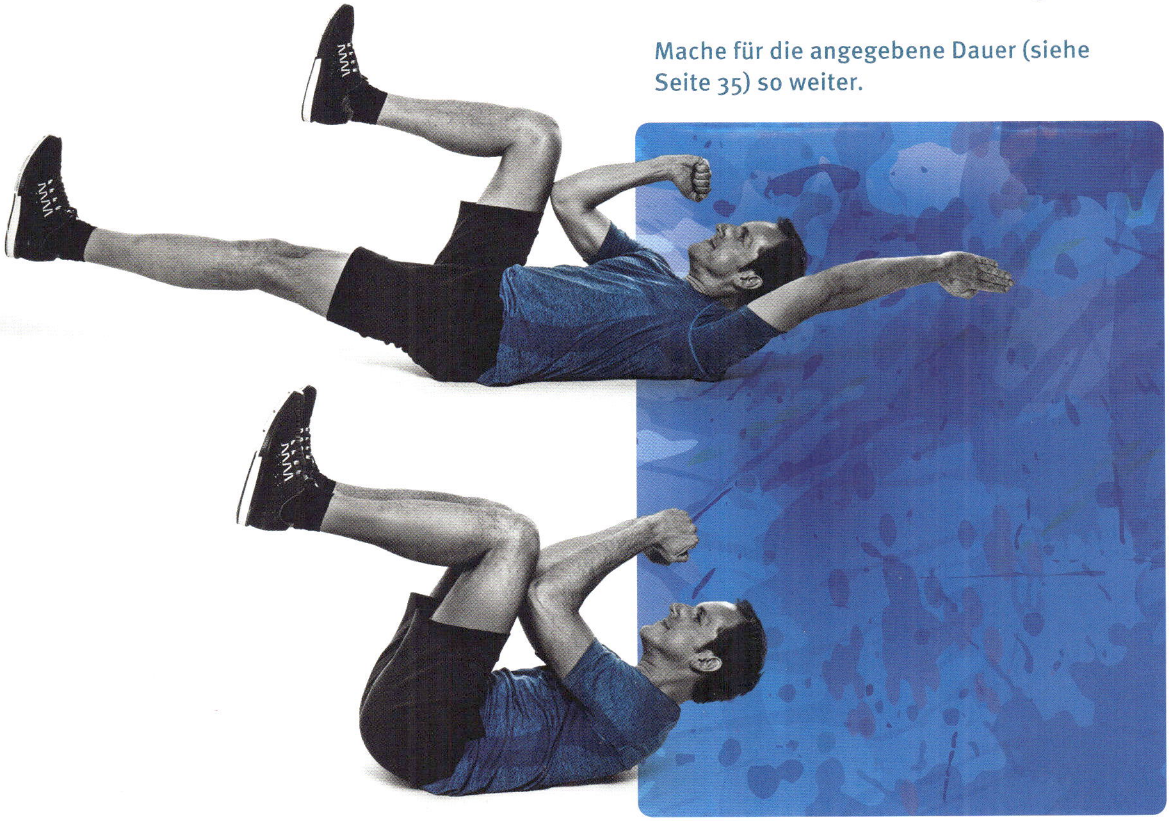

CRUNCH NACH RECHTS GEKIPPT

Kräftigt die seitlichen Bauchmuskeln.

1 Du liegst auf der rechten Seite und winkelst die Beine parallel leicht an, der linke Fuß liegt auf dem rechten.

2 Hebe nun den Kopf zur Seite an (nicht nach vorn oder hinten senken!) und lege deine rechte Hand flach auf deinen linken Oberschenkel. Strecke den linken Arm Richtung Fersen, die Handfläche zeigt dabei nach vorn.

INTENSITÄT

Du übst zuerst nur zur einen Seite, dann in der nächsten Übung zur anderen.

3 Komm in einer seitlichen Crunchbewegung noch weiter hoch, indem du den Arm weiter nach unten streckst, dich ganz leicht eindrehst und versuchst, die Schulter ganz vom Boden abzuheben.

4 Nun legst du dich wieder kontrolliert in die Ausgangsposition ab. Dein Atem ist dabei so fließend wie deine Bewegung.

Mache für die angegebene Dauer (siehe Seite 35) so weiter.

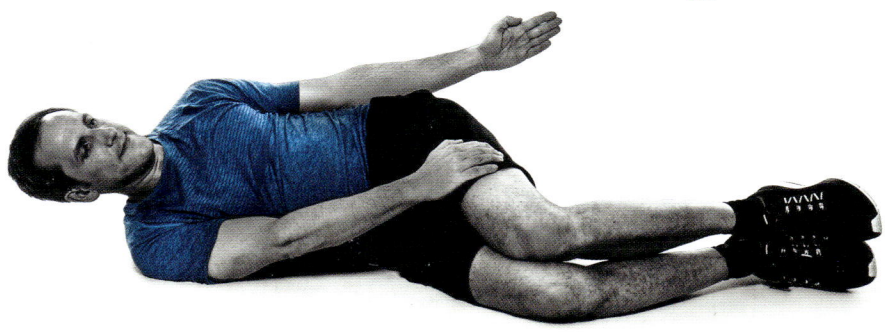

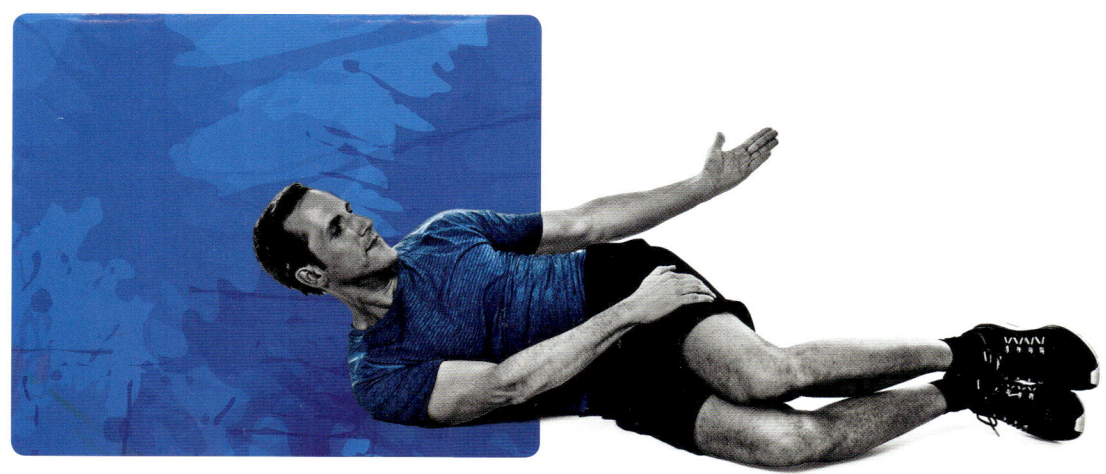

CRUNCH
NACH LINKS GEKIPPT

Kräftigt die seitlichen Bauchmuskeln nun mit umgekehrten Vorzeichen.

1 Du liegst auf der linken Seite und winkelst die Beine parallel leicht an, der rechte Fuß liegt auf dem linken.

2 Hebe nun den Kopf und lege deine linke Hand auf deinen rechten Oberschenkel. Strecke den rechten Arm Richtung Fersen, die Handfläche dreht sich dabei wieder nach vorn.

3 Komm in einer seitlichen Crunchbewegung noch weiter hoch, indem du den Arm weiter nach unten streckst, dich ganz leicht eindrehst und versuchst, die Schulter ganz vom Boden abzuheben.

4 Nun legst du dich wieder kontrolliert in die Ausgangsposition ab.

Mache für die angegebene Dauer (siehe Seite 35) so weiter.

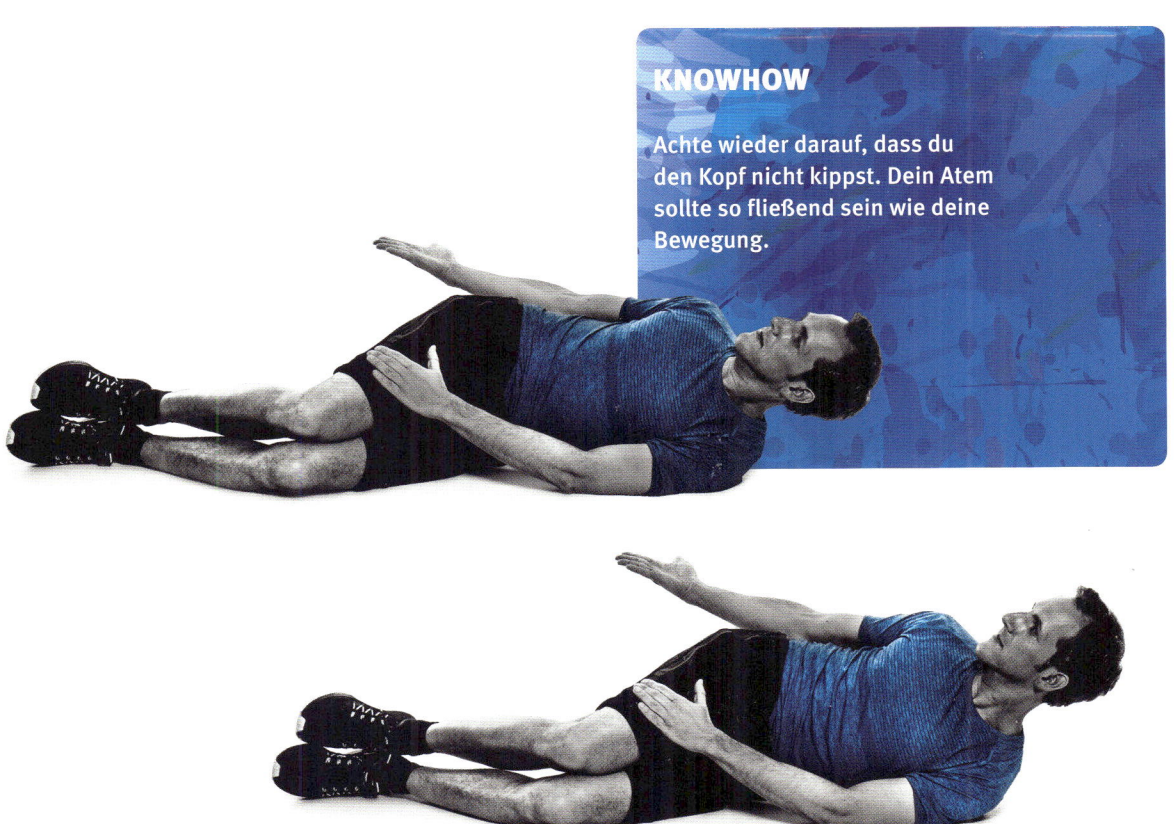

KNOWHOW

Achte wieder darauf, dass du den Kopf nicht kippst. Dein Atem sollte so fließend sein wie deine Bewegung.

LAUFENDER LIEGESTÜTZ

Für mehr Stabilität in der Muskulatur um die Lendenwirbelsäule.

1 Aus der Bauchlage kommst du in die Liegestützposition hoch: Arme parallel, Schultern senkrecht über den Händen, Beine weit gestreckt mit aufgestellten Fußspitzen.

2 Laufe nun langsam mit den Füßen noch weiter nach hinten, weg von den Händen. Die Schultern sind nun nicht mehr über den Händen, sondern weiter hinten. Geh nur so weit, wie du die Spannung halten kannst.

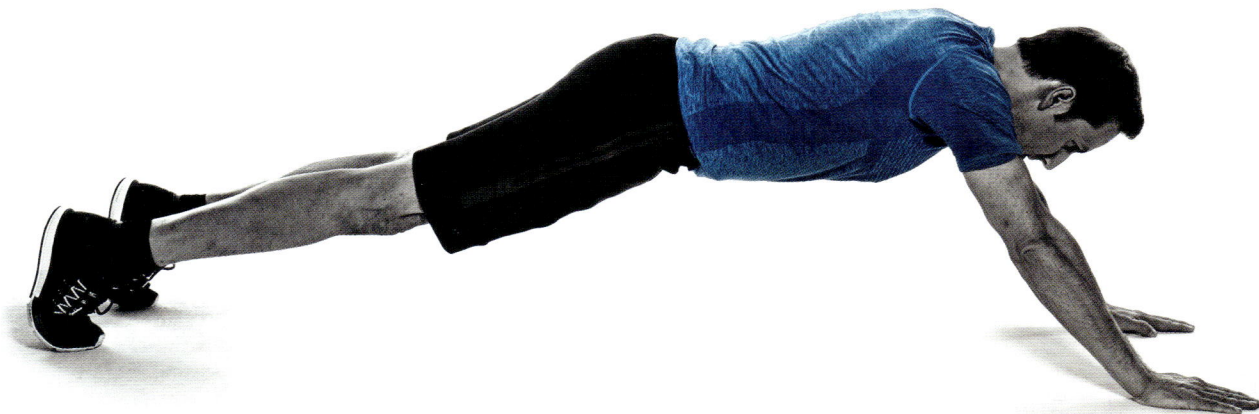

KNOWHOW

Achte darauf, dass dein Rücken während der ganzen Übung gerade bleibt und du nicht deinen Po nach oben schiebst. Versuche das Becken stabil zu halten und die Schultern nicht zu den Ohren zu ziehen.

3 Anschließend läufst du in die Ausgangsposition zurück, sodass die Schultern wieder über den Händen sind.

Fahre in dieser Weise für die auf Seite 35 angegebene Übungsdauer fort.

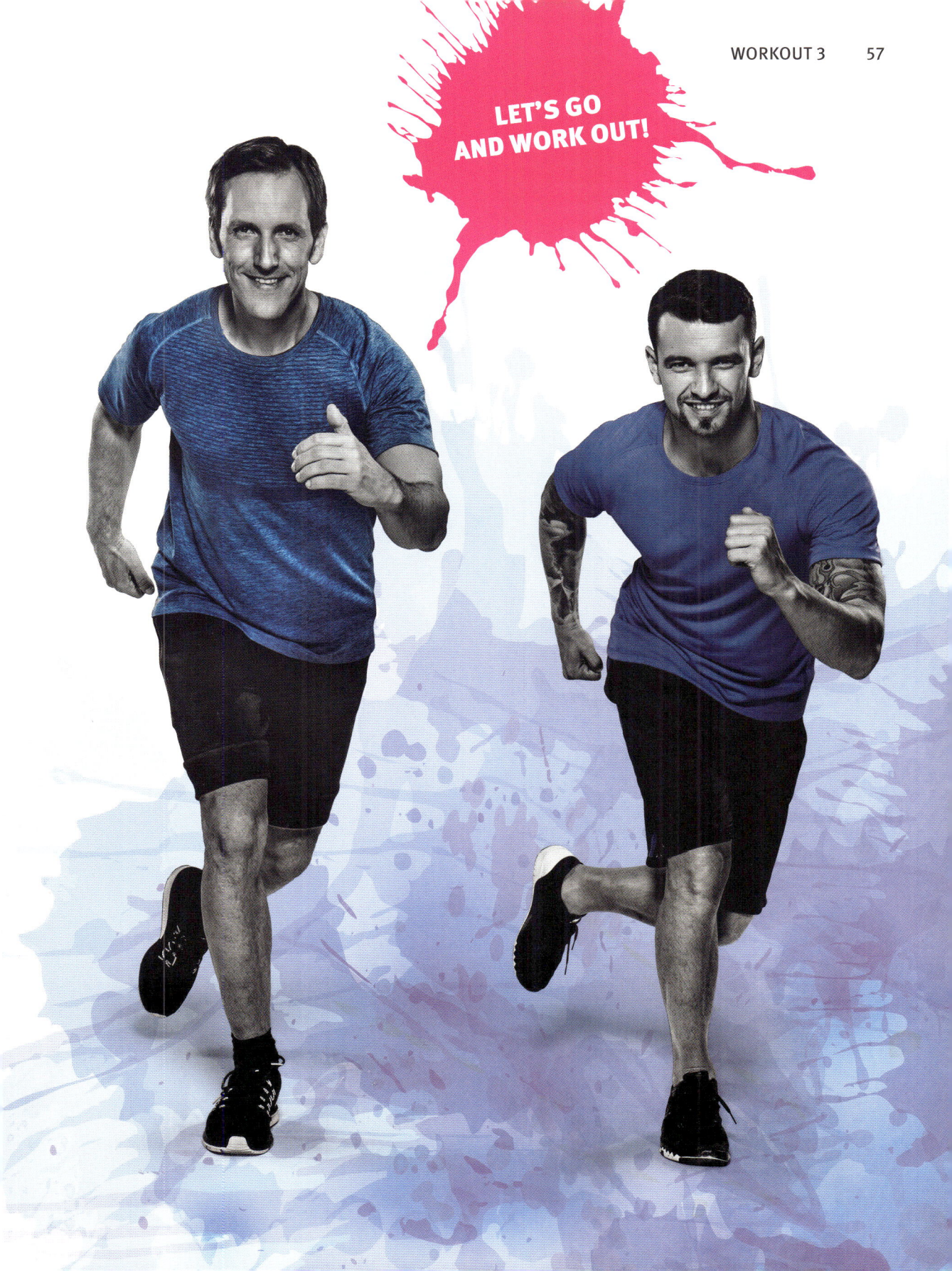

LET'S GO
AND WORK OUT!

SEITSTÜTZ ROTATION

Verleiht einen stabilen Rumpf und aktiviert die quergestreiften Bauchmuskeln.

1 Lege dich auf die rechte Seite und stütze dich auf den Unterarm, die Hand zeigt nach vorn. Der Ellbogen ist senkrecht unterhalb der Schulter. Die Beine sind parallel ausgestreckt, der linke Fuß leicht vor dem rechten Fuß am Boden.

2 Hebe nun die Hüften an, sodass der Rücken eine gerade Linie bildet. Strecke den linken Arm nach oben vom Körper weg und blicke hoch zur Handfläche. Nicht in Becken und Schulter einsinken!

INTENSITÄT

Um die Übung schwieriger zu gestalten, kannst du den linken Fuß auf dem rechten Fuß ablegen, anstatt in die leicht versetzte Schrittposition zu gehen.

3 Dreh dich in einer Rotationsbewegung ein, indem du den linken Arm nun in einer fließenden Bewegung unter dem Körper durchführst. Dein Blick folgt der Handfläche. Das Becken wird leicht eingedreht.

4 Anschließend drehst du dich wieder auf und streckst die Hand wieder nach oben. Weite dabei deinen Brustkorb und ziehe deine Hüfte richtig in die Länge.

Fahre so fort und wechsle zur Hälfte der auf Seite 35 angegebenen Dauer die Seite.

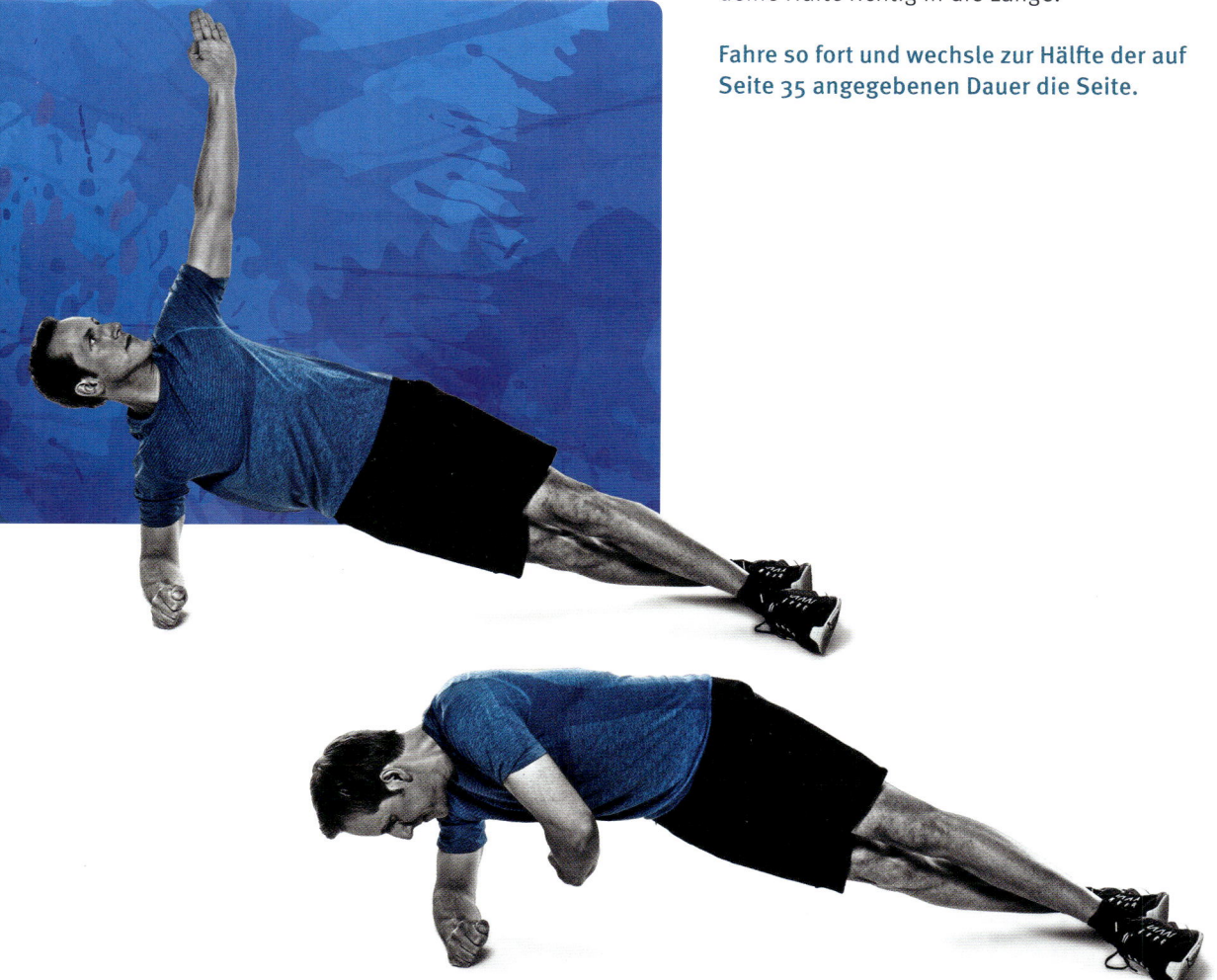

IN RÜCKENLAGE BEINE HEBEN UND SENKEN

Kräftigt die geraden Bauchmuskeln und den Rumpf.

1 Lege dich lang auf den Rücken, die Beine sind ausgestreckt. Die Arme liegen neben dem Körper, Handflächen nach oben.

2 Hebe nun Kopf und Schultern vom Boden ab. Gleichzeitig aktivierst du die Bauchmuskeln und hebst die Beine.

KNOWHOW

Achte darauf, dass die Lendenwirbelsäule fest bleibt. Bei der Beinbewegung sollte die Wirbelsäule gerade bleiben und nicht ins Hohlkreuz kommen.

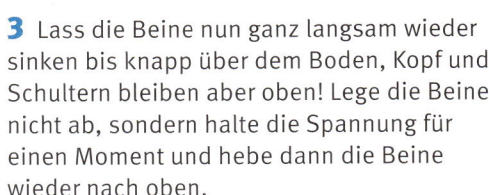

3 Lass die Beine nun ganz langsam wieder sinken bis knapp über dem Boden, Kopf und Schultern bleiben aber oben! Lege die Beine nicht ab, sondern halte die Spannung für einen Moment und hebe dann die Beine wieder nach oben.

Wiederhole diese Auf-und-ab-Bewegung möglichst langsam für die angegebene Dauer (siehe Seite 35).

INTENSITÄT

Optional kannst du den Kopf am Boden liegen lassen oder ihn mit den Händen etwas stützen. Dadurch wird die Übung etwas leichter.

HYPEREXTENSION IN BAUCHLAGE

Aktiviert die Rückenmuskulatur, entspannt den Bauch.

1 In der Bauchlage stellst du die Fußspitzen auf. Die Arme sind angewinkelt, sodass die Ellbogen nach außen zeigen, die Fingerspitzen liegen an den Schläfen.

2 Spanne den Unterkörper an, aktiviere Oberschenkel und Pomuskulatur. Ziehe den Bauchnabel Richtung Wirbelsäule.

3 Nun hebst du den Oberkörper mitsamt den Armen vom Boden ab. Aktiviere die Rumpfmuskulatur und ziehe dich mit ihrer Kraft nach oben – aber nur so weit, wie es für dich angenehm ist und du die Spannung halten kannst.

INTENSITÄT

Die Wippbewegung kann ruhig klein sein. Zwei Zentimeter reichen aus. Du kannst dich im Laufe der Zeit steigern, indem du die Bewegung vergrößerst.

4 Mit einer kleinen wippenden Bewegung geht der Oberkörper nun immer nach oben und unten und wird nicht zwischendurch am Boden abgelegt.

Wiederhole die wippende Bewegung für die angegebene Dauer (siehe Seite 35).

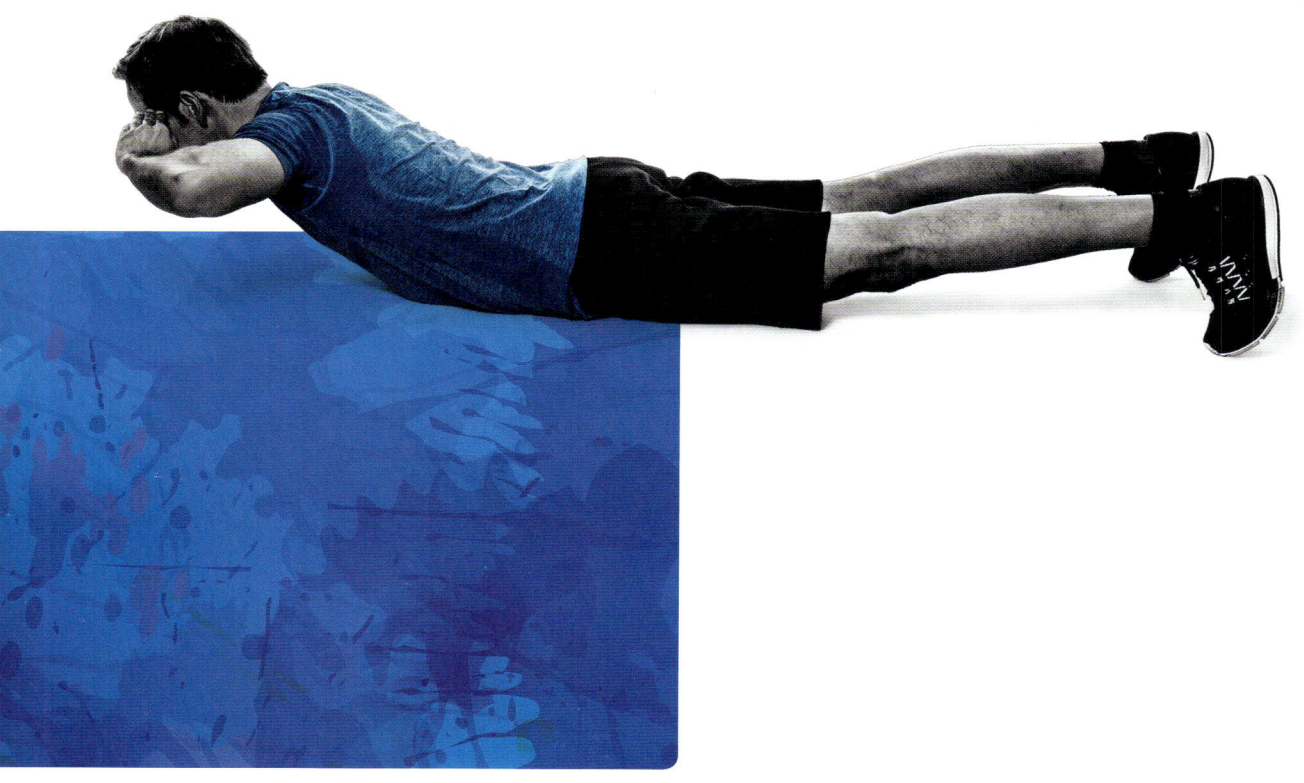

CARDIO-WORKOUT

In Ergänzung zu unserem Bauchmuskel-Workout und für mehr Ausdauer sowie eine effektive Fettverbrennung gibt es eine Cardio-Einheit pro Woche in deinem Trainingsplan.

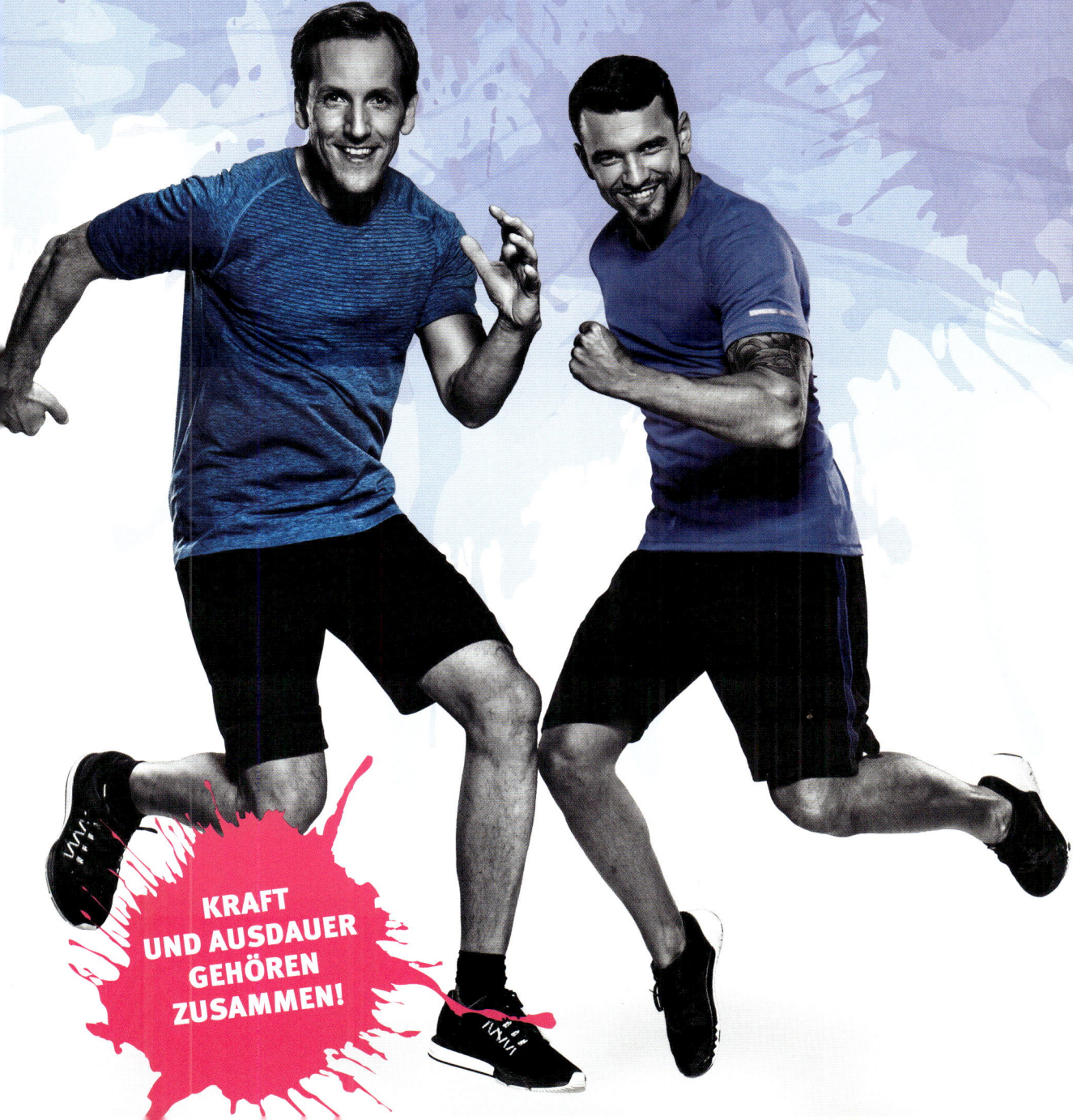

KRAFT UND AUSDAUER GEHÖREN ZUSAMMEN!

KREISLAUF IN SCHWUNG

Falls du sowieso Ausdauersport betreibst, wie Joggen oder Walken, kannst du die Cardio-Einheit auch dadurch ersetzen. Cardio bietet sich an, wenn es kurz und knackig sein soll, ohne besondere Vorbereitungen. Es empfiehlt sich, direkt morgens die Trainingseinheit zu absolvieren. Dann kannst du voller Energie in deinen Tag starten und musst auch keine Sorge haben, dass du das Training am Ende des Tages wegfallen lässt, weil du dich nicht mehr aufraffen kannst. Die Cardio-Übungen bestehen immer aus

- einem kurzen Warm-up,
- zwei Übungen mit niedriger Intensität (Low) und
- zwei Übungen mit hoher Intensität (High).
- Anschließend kommt jeweils eine kurze Relax-Phase, bevor der nächste Durchgang startet.

Das Tempo kannst du grundsätzlich individuell anpassen. Nicht immer ist man gleich gut drauf. Wenn du dich auspowern willst, kannst du mehr Gas geben, wenn du zu Beginn schnell außer Puste kommst, lass es etwas langsamer angehen.

ABWECHSLUNG BEI DER INTENSITÄT

Der Wechsel der Intensität von High und Low und die anschließende Relax-Phase gleichen einem kleinen Intervalltraining, das den Stoffwechsel anregt. Dadurch, dass der Puls nicht immer im gleichen Bereich bleibt, sondern für kurze Zeit nach oben gepusht wird, wird das Herz-Kreislauf-System gestärkt. Diese variierende Belastung ist die perfekte Ergänzung zu deinen ebenfalls in der Intensität wechselnden Sixpack-Übungen. Immer neue Trainingsreize machen dein Workout erst richtig effektiv!

Um dein Cardio-Training abwechslungsreicher zu gestalten und dich vielleicht noch zusätzlich zu motivieren, kannst du mit Musik üben. 128 bis 135 bpm (beats per minute) in der Musik sind ein gutes Tempo zum Üben.

CARDIO-TRAININGSPLAN

Woche 1 & 2	Woche 3 & 4	Woche 5 & 6	Woche 7 & 8
WARM-UP: 3 Min. Tap am Platz/Seitliches Verschieben, S. 63	**WARM-UP:** 3 Min. Tap am Platz/Seitliches Verschieben, S. 63	**WARM-UP:** 3 Min. Tap am Platz/Seitliches Verschieben, S. 63	**WARM-UP:** 3 Min. Tap am Platz/Seitliches Verschieben, S. 63
4 DURCHGÄNGE:	**4 DURCHGÄNGE:**	**4 DURCHGÄNGE:**	**4 DURCHGÄNGE:**
Low: 40 Sek. Jumping Jack, S. 64/40 Sek. Armkreisen, S. 72	*Low:* 60 Sek. Jumping Jack, S. 64/60 Sek. Armkreisen, S. 72	*Low:* 60 Sek. Jumping Jack, S. 64/60 Sek. Armkreisen, S. 72	*Low:* 60 Sek. Jumping Jack, S. 64/60 Sek. Armkreisen, S. 72
High: 40 Sek. Jumping Jack mit Armen, S. 65/40 Sek. Knee Lift, S. 66	*High:* 40 Sek. Split Jump, S. 67/40 Sek. Twist Jump, S. 68	*High:* 40 Sek. Split Jump, S. 67/40 Sek. Twist Jump, S. 68	*High:* 60 Sek. Split Jump, S. 67/60 Sek. Twist Jump, S. 68
Relax: 60 Sek. Brustkorb öffnen, S. 69/Seitliche Flankenöffnung, S. 69	*Relax:* 60 Sek. Brustkorb öffnen, S. 69/Seitliche Flankenöffnung, S. 69	*Relax:* 60 Sek. Brustkorb öffnen, S. 69/Seitliche Flankenöffnung, S. 69	*Relax:* 60 Sek. Brustkorb öffnen, S. 69/Seitliche Flankenöffnung, S. 69

WARM-UP

Unverzichtbar! Die Warm-up-Übungen sind Pflicht, aber keine lästige. Sie machen Spaß, und du schaltest damit dein ganzes System vom ersten Gang ganz schonend hoch.

TAP AM PLATZ

Lockert den ganzen Körper und bereitet den Kreislauf auf das Training vor.

1 Du stehst aufrecht, die Füße sind hüftbreit auseinander, die Arme sind auf die Hüften gestützt oder hängen locker herab.

2 Verlagere dein Gewicht mit einem kleinen, ganz weichen und lockeren Jump auf ein Bein und tippe mit der Fußspitze des anderen Beins vor dir auf den Boden.

3 Hüpfe nun ebenso locker und mit geradem Oberkörper auf das andere Bein. Die Jumps sind ganz klein, das Tempo kannst du nach Belieben variieren.

Wiederhole die hin und her hüpfende Bewegung für 90 Sekunden.

SEITLICHES VERSCHIEBEN

Diese Aufwärmübung lockert die Sprunggelenke und aktiviert die Beinmuskulatur. Das schützt dich vor Verletzungen und Fehlbelastungen beim Workout.

1 Du stehst aufrecht, die Füße sind etwa hüftbreit auseinander.

2 Mit den Händen auf den Hüften verlagerst du dein Gewicht auf das rechte Bein: Schiebe dich mit der Hüfte und dem (geraden!) Oberkörper nach rechts, sodass sich das rechte Knie Richtung Fußspitze bewegt, aber nicht nach vorn über die Fußspitze hinaus. Das linke Bein ist nun lang ausgestreckt, die Beininnenseite wird gedehnt.

3 Anschließend schiebst du dich entsprechend zur anderen Seite und dehnst die Innenseite des rechten Beins.

Mache 90 Sekunden so weiter.

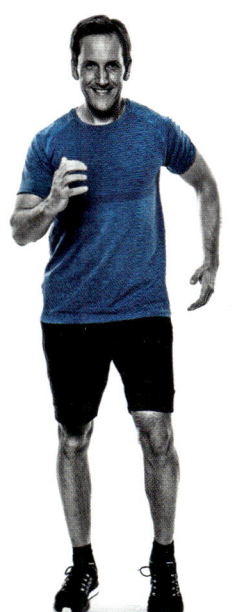
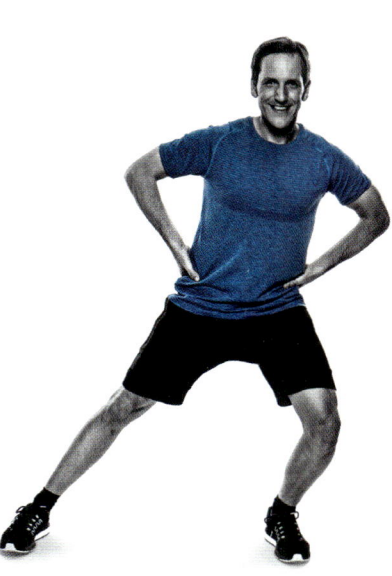
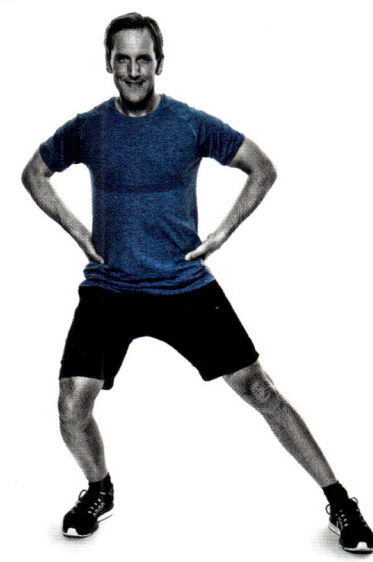

JUMPING JACK OHNE ARME (LOW)

Bringt dich richtig schön in Schwung.

1 Du stehst aufrecht, die Füße sind hüftbreit auseinander, die Hände auf den Hüften.

2 Springe mit beiden Beinen gleichzeitig nach außen in einen überhüftbreiten Stand.

3 Springe zurück in die Ausgangsposition.

Hüpfe weiter für die angegebene Dauer (siehe Seite 62).

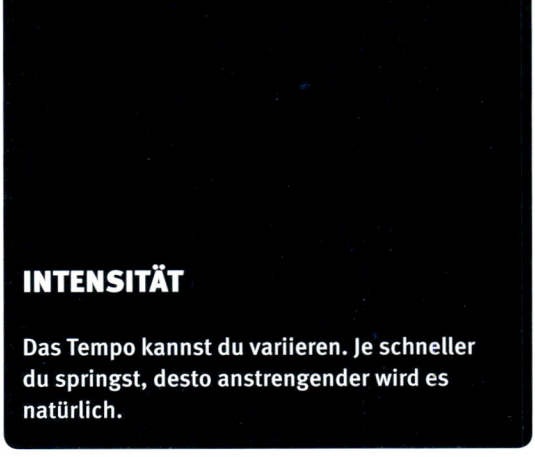

INTENSITÄT

Das Tempo kannst du variieren. Je schneller du springst, desto anstrengender wird es natürlich.

Belaste nur die Fußballen, die Fersen sind vom Boden abgehoben.

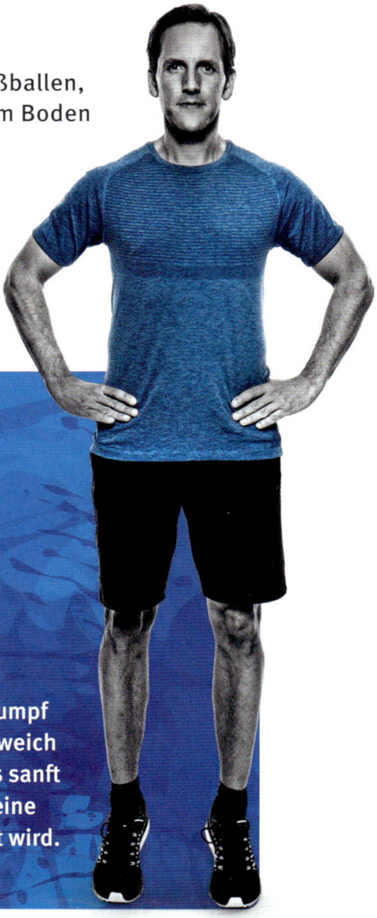

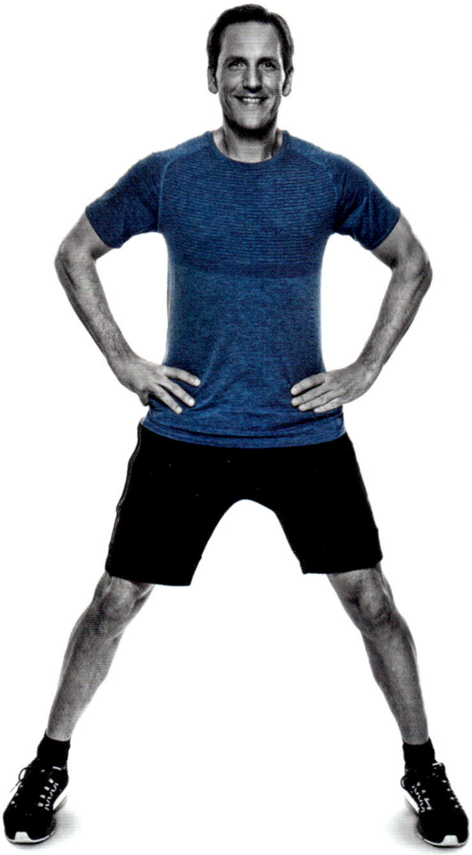

KNOWHOW

Achte darauf, dass dein Rumpf stabil bleibt und die Knie weich bleiben, sodass die Jumps sanft abgefedert werden und deine Wirbelsäule nicht belastet wird.

JUMPING JACK MIT ARMEN (HIGH)

Fördert die Koordination und stärkt das Herz-Kreislauf-System.

1 Du stehst aufrecht, die Füße sind hüftbreit auseinander. Die zu lockeren Fäusten geballten Hände hältst du etwa auf Brusthöhe vor dem Körper.

2 Springe mit beiden Beinen ganz weich nach außen und nimm gleichzeitig die Oberarme hoch, sodass sie auf Schulterhöhe sind und die Unterarme nach vorn zeigen.

3 Springe zurück in die Ausgangsposition.

Springe weiter für die angegebene Dauer (siehe Seite 62).

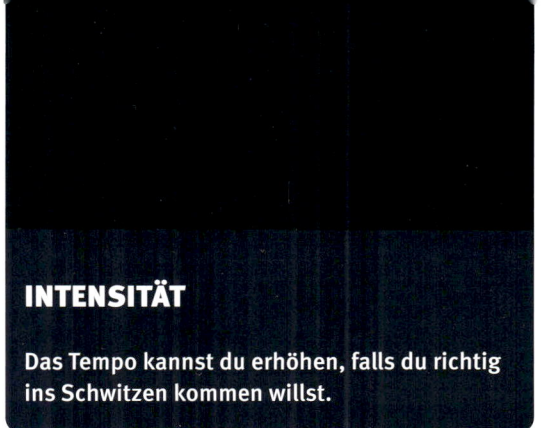

INTENSITÄT

Das Tempo kannst du erhöhen, falls du richtig ins Schwitzen kommen willst.

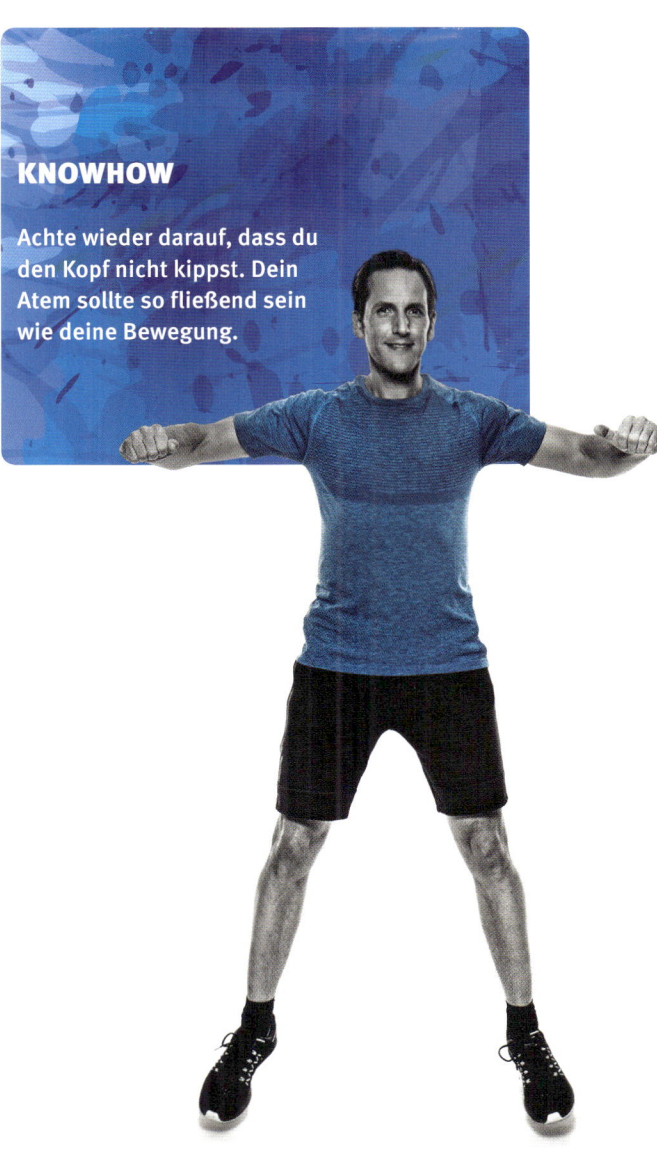

KNOWHOW

Achte wieder darauf, dass du den Kopf nicht kippst. Dein Atem sollte so fließend sein wie deine Bewegung.

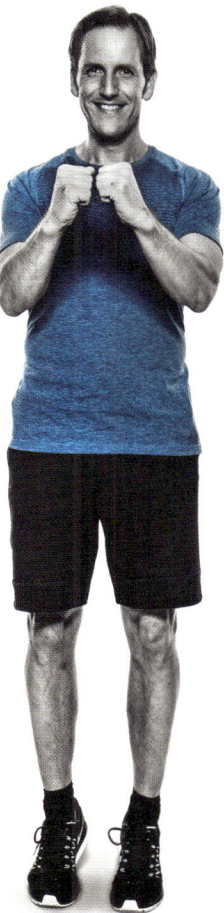

KNEE LIFT (HIGH)

Fördert die Koordination und aktiviert die Hüftmuskulatur.

1 Du stehst aufrecht, die Füße sind hüftbreit auseinander, die Arme sind auf die Hüften gestützt oder hängen locker herab.

2 Verlagere dein Gewicht mit einem kleinen, weich federnden Jump auf ein Bein und ziehe gleichzeitig das Knie des anderen Beins hoch. Dein Oberkörper bleibt gerade.

3 Hüpfe nun auf das andere Bein und ziehe das andere Knie hoch, immer im Wechsel.

Hüpfe weiter für die angegebene Dauer (siehe Seite 62).

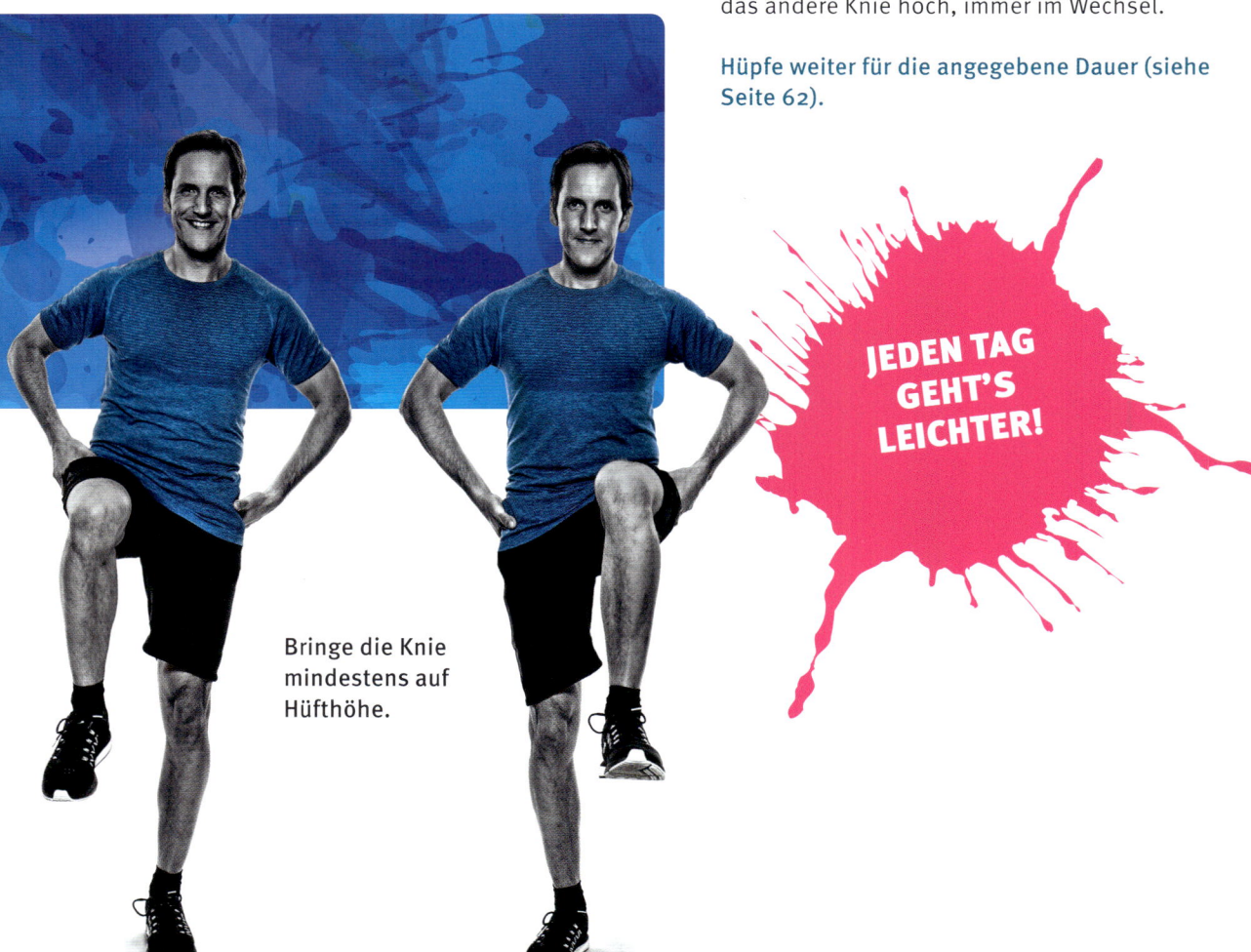

Bringe die Knie mindestens auf Hüfthöhe.

JEDEN TAG GEHT'S LEICHTER!

SPLIT JUMP (HIGH)

Fördert die Koordination und stärkt das Herz-Kreislauf-System.

1 Du stehst aufrecht, die Füße sind hüftbreit auseinander.

2 Springe mit dem linken Bein nach vorn und mit dem rechten zurück, als würdest du einen Jumping Jack (siehe Seite 64) nicht zu den Seiten, sondern nach vorn und hinten machen. Belaste beim Springen hauptsächlich die Fußballen.

3 Anschließend springst du mit dem rechten Bein vor und mit dem linken zurück, immer im Wechsel. Die Arme schwingen dabei in einer lockeren Bewegung gegengleich mit.

Fahre für die angegebene Dauer so fort (siehe Seite 62).

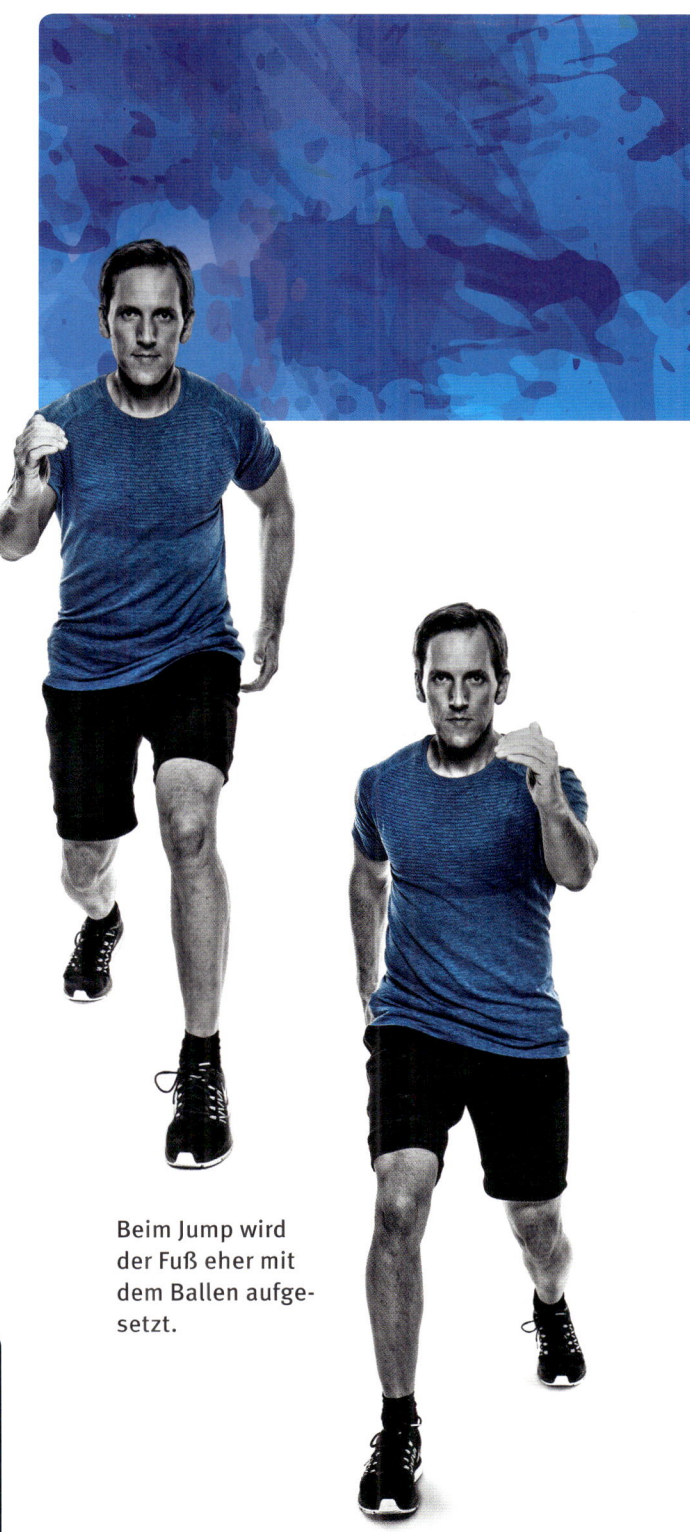

Beim Jump wird der Fuß eher mit dem Ballen aufgesetzt.

INTENSITÄT

Du kannst die Weite der Vorwärtsgrätsche variieren. Wenn du die Beine weiter öffnest, wird die Übung intensiver.

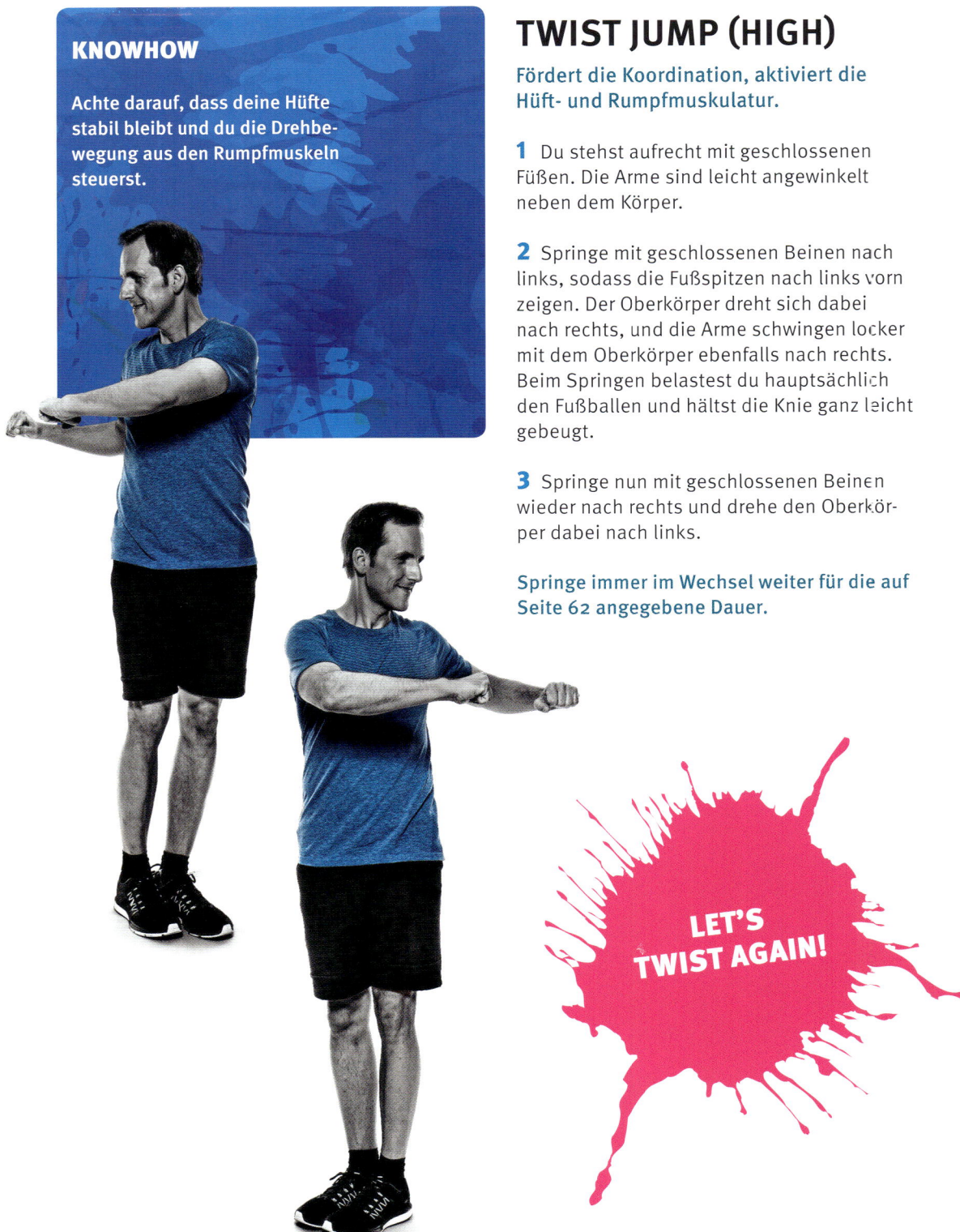

TWIST JUMP (HIGH)

Fördert die Koordination, aktiviert die Hüft- und Rumpfmuskulatur.

1 Du stehst aufrecht mit geschlossenen Füßen. Die Arme sind leicht angewinkelt neben dem Körper.

2 Springe mit geschlossenen Beinen nach links, sodass die Fußspitzen nach links vorn zeigen. Der Oberkörper dreht sich dabei nach rechts, und die Arme schwingen locker mit dem Oberkörper ebenfalls nach rechts. Beim Springen belastest du hauptsächlich den Fußballen und hältst die Knie ganz leicht gebeugt.

3 Springe nun mit geschlossenen Beinen wieder nach rechts und drehe den Oberkörper dabei nach links.

Springe immer im Wechsel weiter für die auf Seite 62 angegebene Dauer.

LET'S
TWIST AGAIN!

BRUSTKORB ÖFFNEN (RELAX)

Gut für die aufrechte Haltung und die Sauerstoffversorgung.

1 Du stehst aufrecht im etwa hüftbreiten Stand. Nimm die Arme hoch und lege die Hände über dem Kopf ineinander.

2 Strecke deine Arme nun nach hinten und oben, sodass dein Brustkorb sich öffnet und gut gedehnt wird. Du kannst dabei mit den Augen deinen Händen folgen, der Kopf wird leicht in den Nacken gelegt.

3 Ziehe dich so weit nach hinten wie möglich und bleibe eine Weile in dieser Dehnung. So verschaffst du der Lunge Platz und kannst dadurch deinen Muskeln viel Sauerstoff zuführen.

Halte die Dehnung für die auf Seite 62 angegebene Dauer.

FLANKENÖFFNUNG (RELAX)

Verschafft den Bauchorganen Platz und fördert die Sauerstoffversorgung.

1 Du stehst aufrecht im etwa hüftbreiten Stand. Lege die Hände nun wieder über dem Kopf ineinander.

2 Neige nun den Oberkörper zur Seite, sodass die Bauchmuskeln der Gegenseite gedehnt und wohltuend gestreckt werden.

3 Bleibe eine Weile in der Dehnung und wechsle dann langsam zur anderen Seite.

Halte die Dehnung für die auf Seite 62 angegebene Dauer.

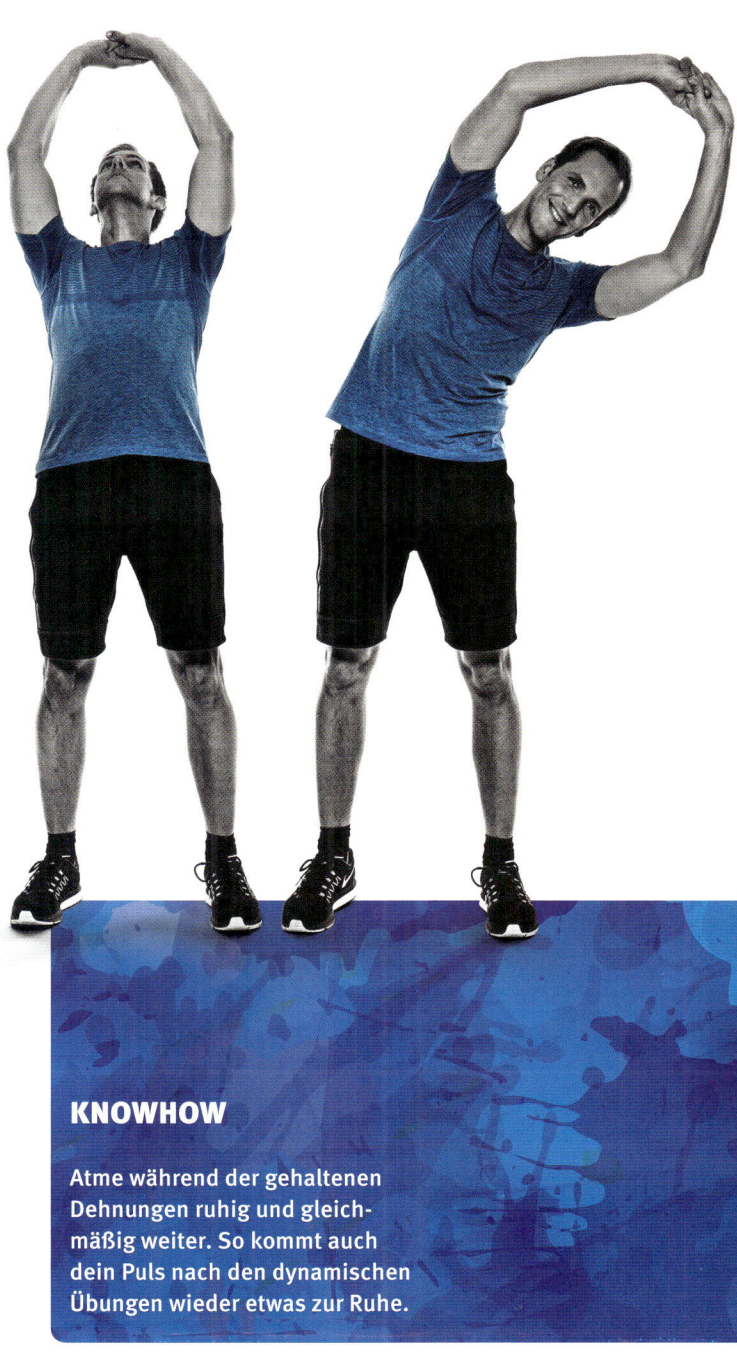

KNOWHOW

Atme während der gehaltenen Dehnungen ruhig und gleichmäßig weiter. So kommt auch dein Puls nach den dynamischen Übungen wieder etwas zur Ruhe.

HIT: ALLROUNDER FÜR MUSKELN UND HERZ

HIT (High-Intensity-Training) beansprucht Muskeln und Herz-Kreislauf-System gleichermaßen. Auf eine kurze, knackige Belastung folgt immer eine Relax-Phase, was Kraft und Kondition wachsen lässt. HIT steht an zwei Tagen der Woche auf dem Programm. Da wir hierbei den Oberkörper beanspruchen, ist es wichtig, die Muskeln vorher aufzuwärmen.

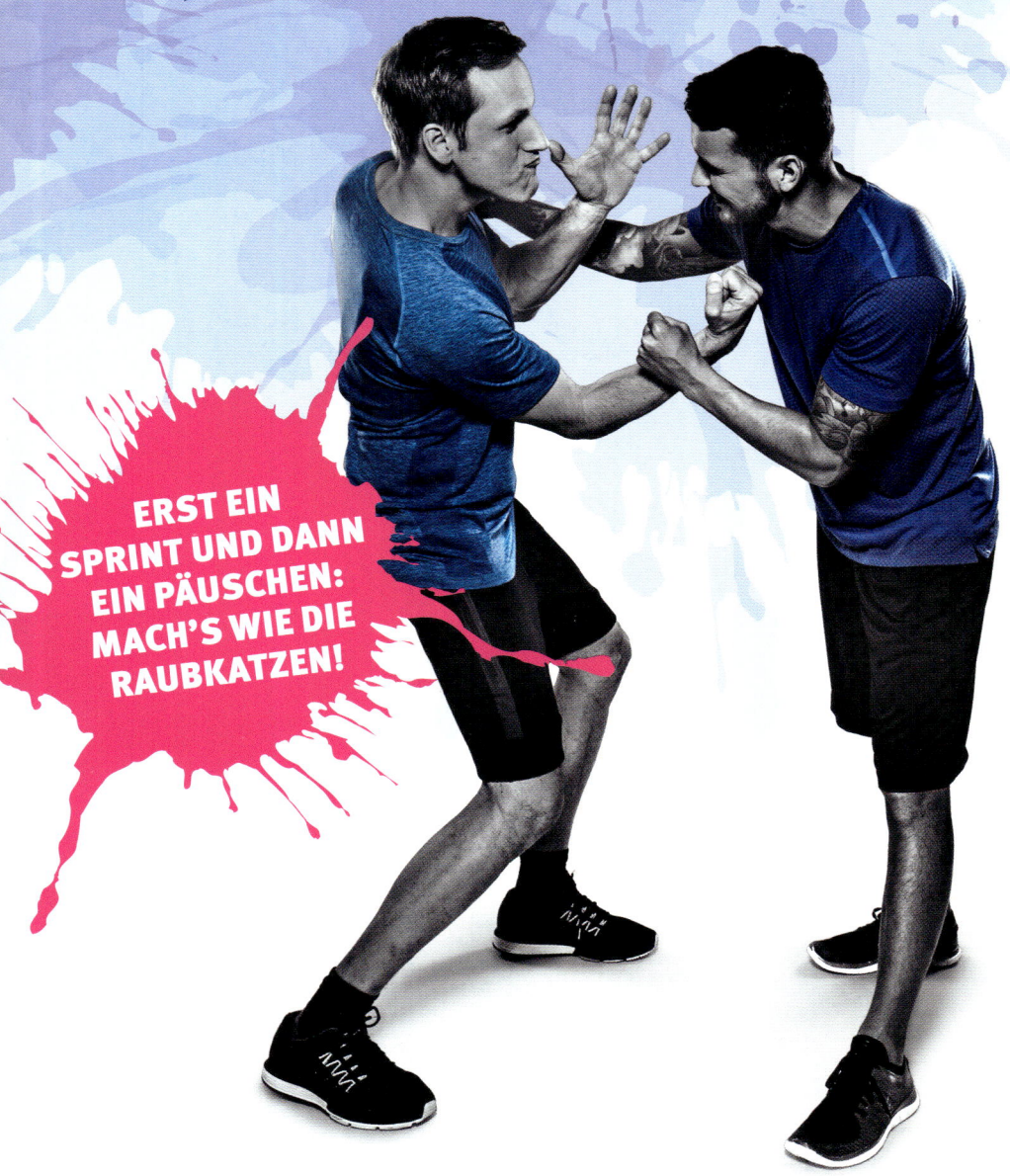

ERST EIN SPRINT UND DANN EIN PÄUSCHEN: MACH'S WIE DIE RAUBKATZEN!

8-WOCHEN-TRAININGSPLAN

Woche 1
*Je 30 Sek. Belastung,
15 Sek. Pause
(S. 74, 76, 78, 80)*
Kniebeuge rechts
Level 1
Twist Jump
Level 1
Kniebeuge links
Level 1
Twist Jump
Level 1
Plank auf Unterarmen
Level 1
Oberkörper anheben
Level 1
Plank auf Unterarmen
Level 1
Oberkörper anheben
Level 1

Woche 2
*Je 30 Sek. Belastung,
15 Sek. Pause
(S. 75, 77, 79, 80)*
Kniebeuge rechts
Level 2
Twist Jump
Level 2
Kniebeuge links
Level 2
Twist Jump
Level 2
Plank auf Unterarmen
Level 2
Oberkörper anheben
Level 2
Plank auf Unterarmen
Level 2
Oberkörper anheben
Level 2

Woche 3
*Je 40 Sek. Belastung,
20 Sek. Pause
(S. 74, 84, 86, 88)*
Kniebeuge rechts
Level 1
Jumping Jack
Level 1
Kniebeuge links
Level 1
Jumping Jack
Level 1
Plank auf Händen
Level 1
Bauchlage
Level 1
Plank auf Händen
Level 1
Bauchlage
Level 1

Woche 4
*Je 40 Sek. Belastung,
20 Sek. Pause
(S. 75, 85, 87, 89)*
Kniebeuge rechts
Level 2
Jumping Jack
Level 2
Kniebeuge links
Level 2
Jumping Jack
Level 2
Plank auf Händen
Level 2
Bauchlage
Level 2
Plank auf Händen
Level 2
Bauchlage
Level 2

Woche 5
*Je 45 Sek. Belastung,
15 Sek. Pause
(S. 75, 77, 79, 80)*
Kniebeuge rechts
Level 2
Twist Jump
Level 2
Kniebeuge links
Level 2
Twist Jump
Level 2
Plank auf Unterarmen
Level 2
Oberkörper anheben
Level 2
Plank auf Unterarmen
Level 2
Oberkörper anheben
Level 2

Woche 6
*Je 45 Sek. Belastung,
15 Sek. Pause
(S. 75, 77, 79, 81)*
Kniebeuge
Level 3
Twist Jump
Level 2
Kniebeuge
Level 3
Twist Jump
Level 2
Plank auf Unterarmen
Level 3
Oberkörper anheben
Level 3
Plank auf Unterarmen
Level 3
Oberkörper anheben
Level 3

Woche 7
*Je 50 Sek. Belastung,
10 Sek. Pause
(S. 75, 85, 87, 89)*
Kniebeuge rechts
Level 2
Jumping Jack
Level 2
Kniebeuge links
Level 2
Jumping Jack
Level 2
Plank auf Händen
Level 2
Bauchlage
Level 2
Plank auf Händen
Level 2
Bauchlage
Level 2

Woche 8
*Je 50 Sek. Belastung,
10 Sek. Pause
(S. 75, 85, 87, 89)*
Kniebeuge
Level 3
Jumping Jack
Level 3
Kniebeuge
Level 3
Jumping Jack
Level 3
Plank auf Händen
Level 3
Bauchlage
Level 3
Plank auf Händen
Level 3
Bauchlage
Level 3

HIT-WARM-UP

Mit dem Warm-up bereitest du deinen Körper auf die intensive Belastung vor:
Zum einen kommt dein Herz-Kreislauf-System in Schwung, zum anderen schützt du
damit deine Muskeln, Bänder und Gelenke vor Fehlbelastungen.

ARMKREISEN

Aktiviert Brustkorb, Schultern, Arme und Wirbelsäule.

1 Du stehst aufrecht im etwa hüftbreiten Stand.

2 Lasse deine gestreckten Arme seitlich in großen Bewegungen nach hinten kreisen. Dabei nicht die Schultern hochziehen!

3 Nach einer Weile die Richtung wechseln und die Arme nach vorn kreisen lassen.

Du kannst die 3 Minuten, die fürs Warm-up eingeplant sind, zwischen dieser und der nächsten Aufwärmübung aufteilen.

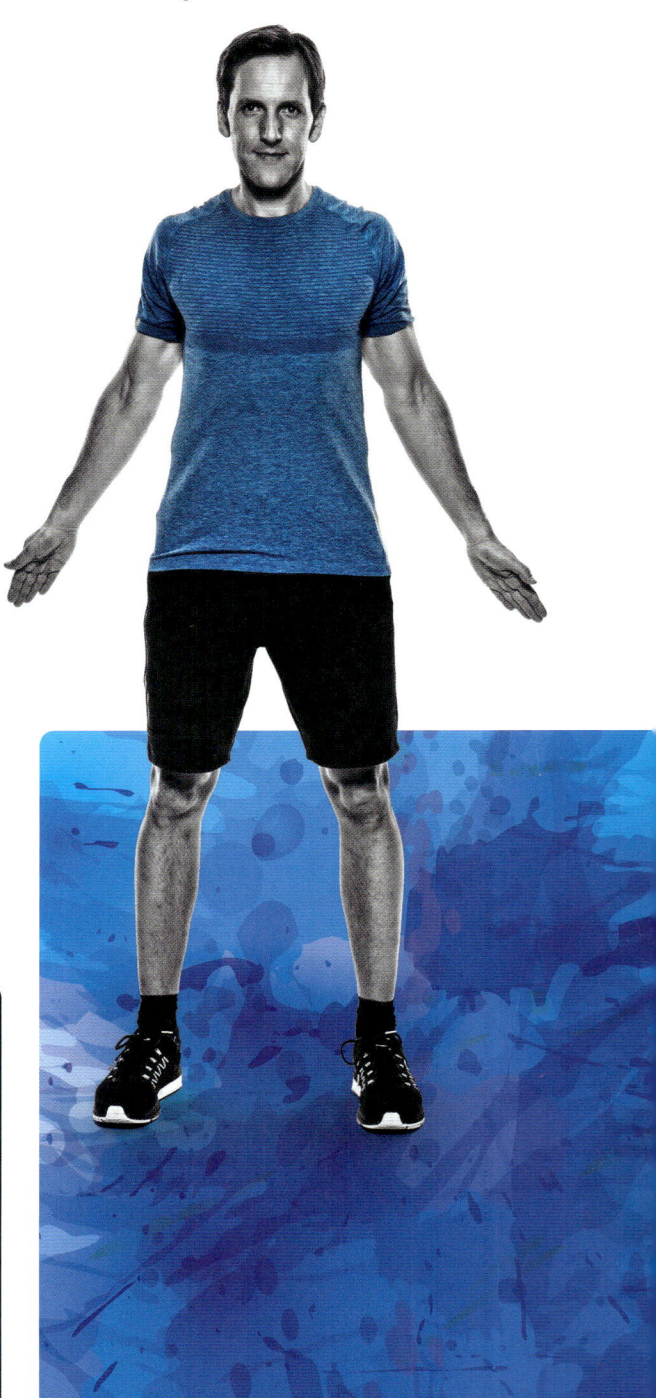

WICHTIG

Lass es am Anfang eher langsam angehen, um dich dann mit der Zeit zu steigern. Das ist schon deshalb sinnvoll, weil dir anfangs etwas schwindelig werden kann, wenn du aus einer liegenden Position zu schnell aufstehst. Später darfst du dann ruhig ein bisschen an deine Grenzen gehen.

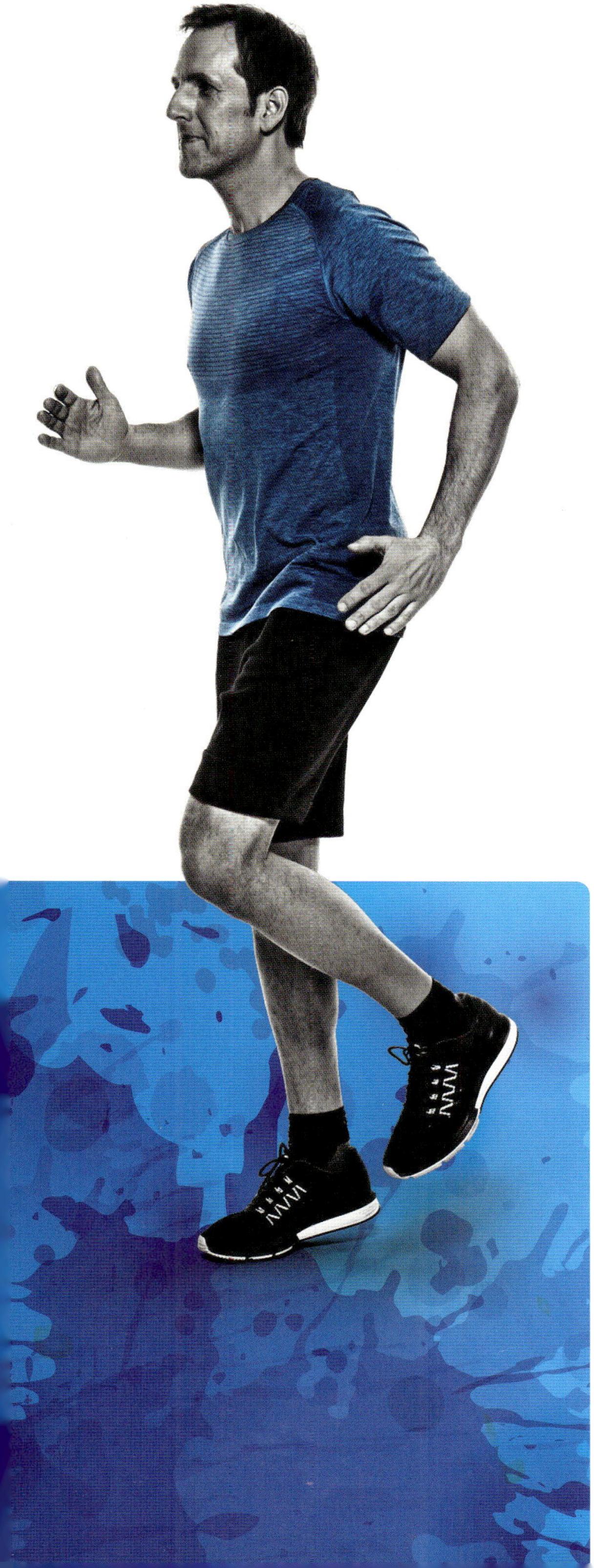

JOGGEN AUF DER STELLE

Lockert alle Muskeln und aktiviert das Herz-Kreislauf-System.

1 Aus dem aufrechten Stand beginnst du auf der Stelle zu joggen. Dabei läufst du ganz locker, ohne viel Tempo zu machen. Die Arme schwingen gegengleich locker neben dem Körper mit.

Du kannst deine 3 Warm-up-Minuten zwischen dieser und der vorigen Aufwärmübung aufteilen.

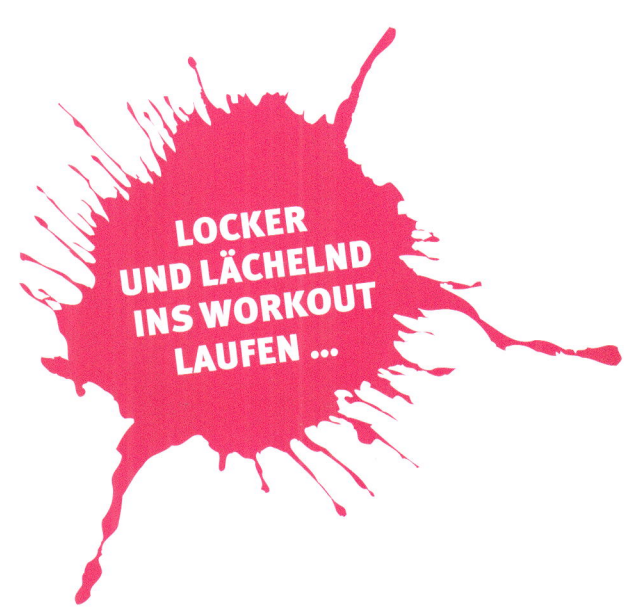

LOCKER UND LÄCHELND INS WORKOUT LAUFEN …

KNIEBEUGE (BEINKRAFT)

Level 1: Stärkt die Muskulatur von Waden, Oberschenkeln, Po und Rücken.

1 Du stehst aufrecht, die Füße sind hüftbreit auseinander, die Arme hängen locker neben dem Körper herab.

2 Öffne die Beine mit einem Schritt zur rechten Seite und gehe dabei in die Hocke (Squat). Der Po geht nach hinten, als wolltest du dich auf einen Hocker setzen. Die Arme streckst du nach vorn, die Hände legst du auf Brusthöhe ineinander.

3 Komme zurück in die Ausgangsposition mit hüftbreit geöffneten Beinen. Anschließend startest du den nächsten Squat.

Mache die Kniebeugen für die auf Seite 71 angegebene Dauer.

SEITENWECHSEL

Du gehst zuerst immer nur zu einer Seite in den Squat (Level 1) beziehungsweise übst zuerst immer nur mit dem einen Standbein (Level 2 und 3). Anschließend kommt im Übungsplan (siehe Seite 71) eine Cardio-Übung und danach die Kniebeuge zur anderen Seite.

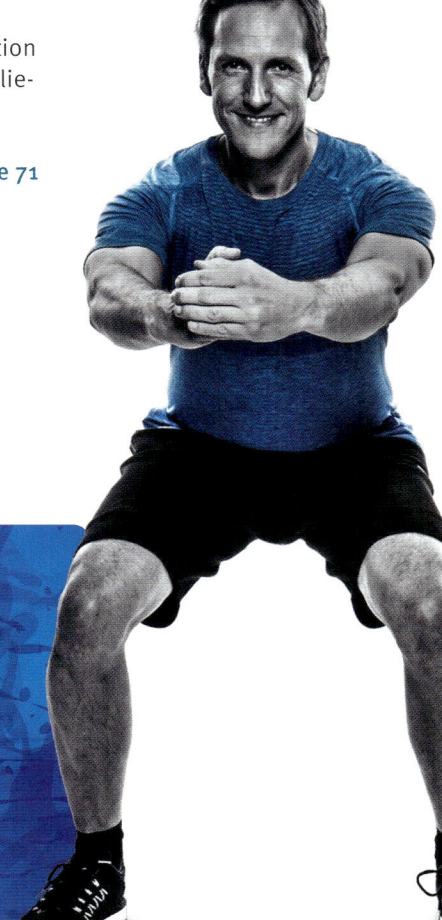

KNOWHOW

Achte während der ganzen Übung darauf, dass der Oberkörper gestreckt bleibt und das Gewicht auf dem ganzen Fuß verteilt ist. Die Knie sollen stabil bleiben und nicht nach innen oder außen wegknicken.

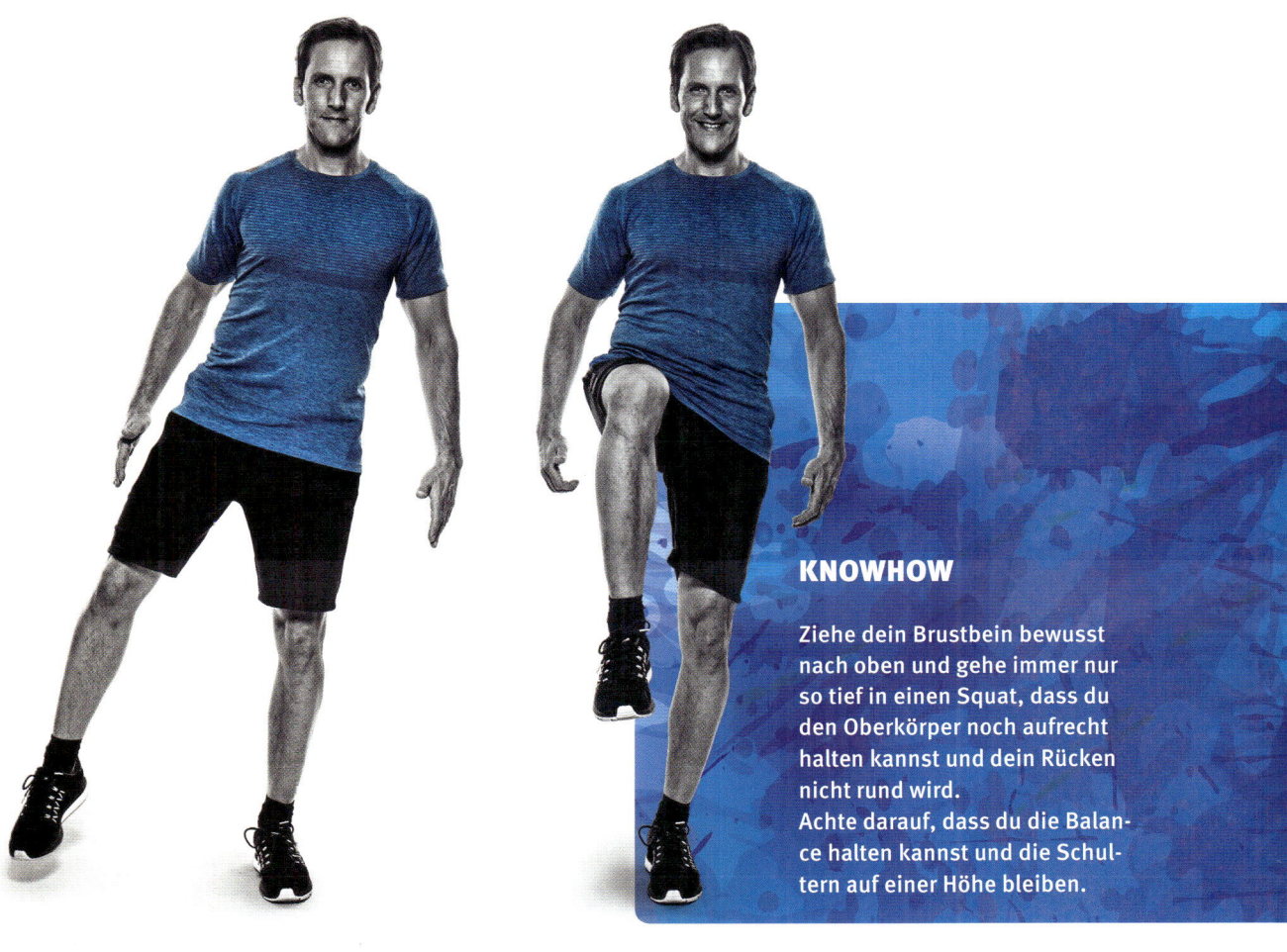

KNOWHOW

Ziehe dein Brustbein bewusst nach oben und gehe immer nur so tief in einen Squat, dass du den Oberkörper noch aufrecht halten kannst und dein Rücken nicht rund wird.
Achte darauf, dass du die Balance halten kannst und die Schultern auf einer Höhe bleiben.

Level 2: Hier trainierst du jedes Bein noch intensiver und zudem dein Gleichgewicht.

1 Wenn du aus dem Squat (siehe linke Seite) wieder hochkommst, bleibt das Gewicht auf dem linken Bein. Das rechte Bein streckst du mit dem Hochkommen seitlich vom Körper weg.

2 Die Arme sind seitlich neben dem Körper und kommen nur beim Tiefgehen in den Squat nach vorn.

Mache die Squats für die auf Seite 71 angegebene Dauer.

Level 3: Die Beine werden ganz unterschiedlich gefordert. Auch der Bauch arbeitet.

1 Du machst dieselbe Bewegung wie in Level 2, ziehst aber nun das rechte Knie hoch, anstatt das Bein zu strecken.

2 Die Arme sind ebenfalls seitlich neben dem Körper und kommen nur beim Tiefgehen nach vorn.

Mache die Squats für die auf Seite 71 angegebene Dauer.

TWIST JUMP (CARDIO)

Level 1: Fördert die Koordination, stärkt das Herz-Kreislauf-System.

1 Du stehst aufrecht mit geschlossenen Beinen. Die Arme hängen locker neben dem Körper herab.

2 Springe mit geschlossenen Beinen nach rechts und drehe dabei die Fußspitzen etwas nach außen. Gleichzeitig drehst du den Oberkörper nach links, die Arme schwingen leicht angewinkelt ganz locker mit dem Oberkörper mit.

3 Springe nun in der gleichen Weise nach links und drehe den Oberkörper nach rechts.

Springe immer im Wechsel und für die auf Seite 71 angegebene Dauer.

KNOWHOW

Achte darauf, dass deine Hüften stabil bleiben und du die Drehbewegung allein aus den Rumpfmuskeln steuerst. Dein ganzer Körper macht also die »Schraube«, ohne dass sich Ober- und Unterkörper gegeneinander verdrehen.

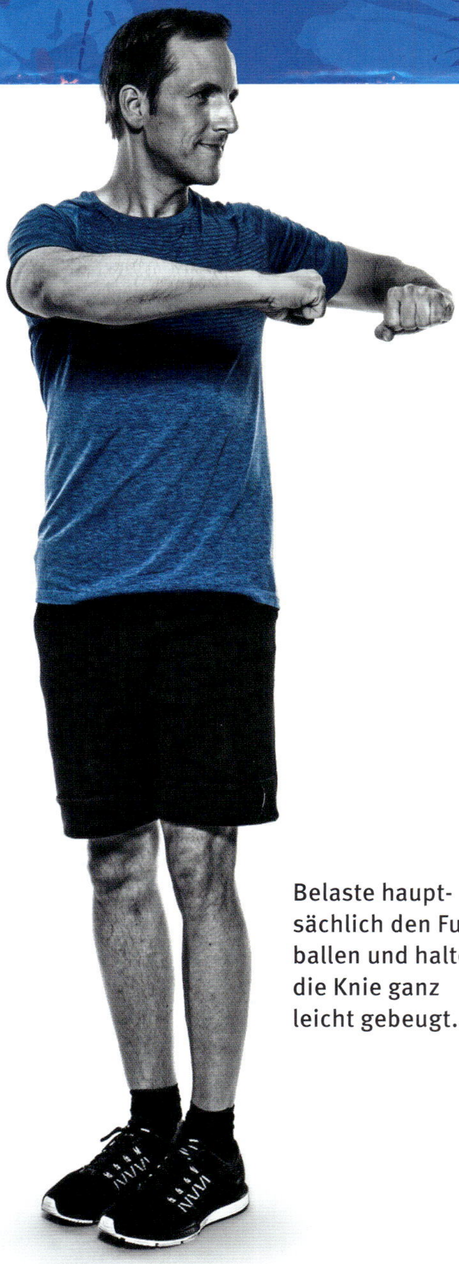

FATBURNING AUF DER COUCH

Der Fettstoffwechsel wird beim HIT-Training durch den Nachbrenneffekt angekurbelt: Sowohl Grundumsatz als auch Leistungsumsatz (siehe Seite 11) werden angehoben, und das gilt dann auch in Ruhephasen. Das Ziel von Cardio ist also nicht, während des Trainings viel Fett zu verbrennen.

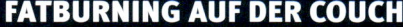

Belaste hauptsächlich den Fußballen und halte die Knie ganz leicht gebeugt.

Level 2: Kräftigt zusätzlich Schultern und Arme.

1 Springe genauso wie in Level 1, aber jetzt hältst du die Arme angewinkelt vor der Brust und drehst sie mit dem Oberkörper mit.

2 Versuche, mit dem Oberkörper jeweils möglichst weit in die Gegenrichtung zu steuern, sodass du eine maximale Rotationsbewegung erzielst.

Springe für die auf Seite 71 angegebene Dauer.

KNOWHOW

Du kannst deinen Kopf mit dem Oberkörper mitdrehen oder ihn stabil halten, als sei dein Körper daran aufgehängt.

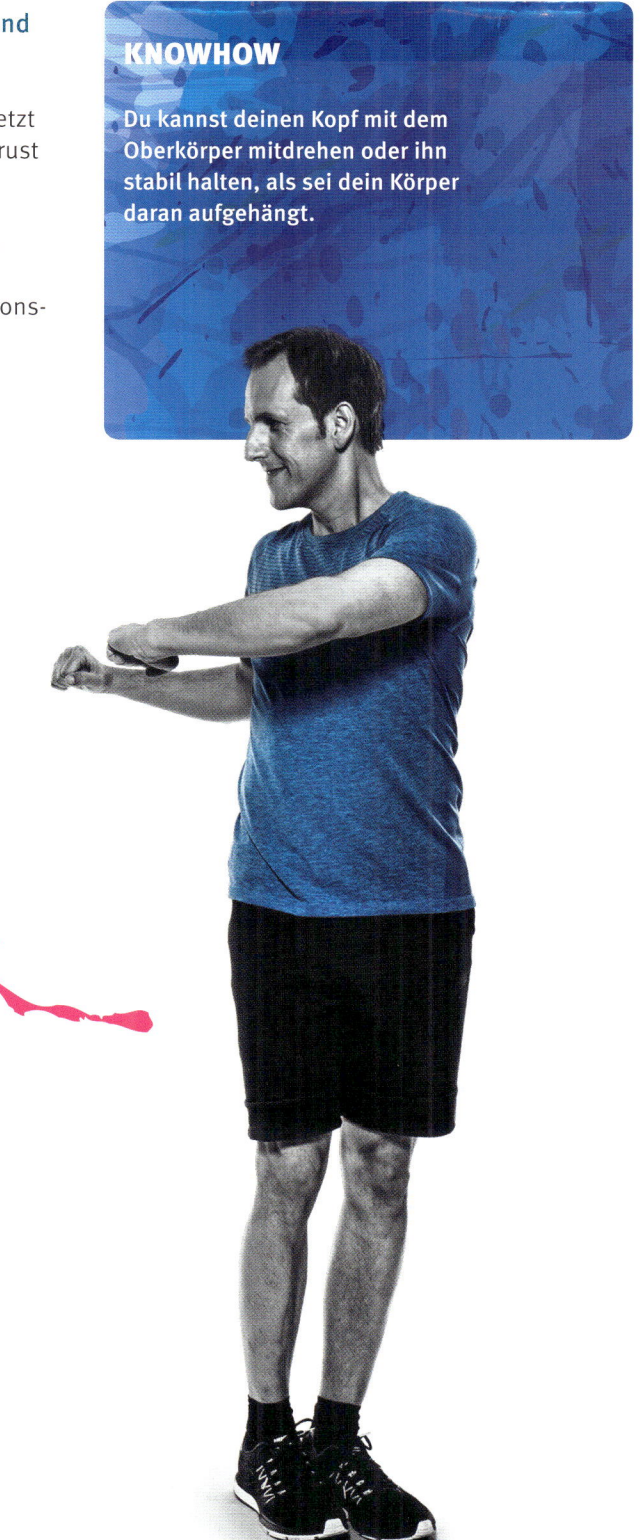

LAUTER KLEINE LUFTSPRÜNGE FÜR MEHR PUSTE UND EIN TOLLES KÖRPERGEFÜHL!

PLANK AUF DEN UNTERARMEN (STABI)

Level 1: Stärkt alle Muskelstränge der Körpervorderseite, vor allem die Rumpfmuskulatur.

1 In der Bauchlage stützt du dich auf deinen Unterarmen ab und bringst das Becken nach oben. Die Ellbogen sind senkrecht unterhalb der Schultern, die Handflächen zeigen nach vorn. Die Beine sind nach hinten ausgestreckt, die Fußspitzen aufgestellt.

2 Aktiviere deine Bauch-, Po- und Rumpfmuskulatur. Bring die Schultern weit weg von den Ohren und mach den Nacken lang. Der Brustkorb ist geöffnet.

Halte die Position so stabil wie möglich für die auf Seite 71 angegebene Dauer.

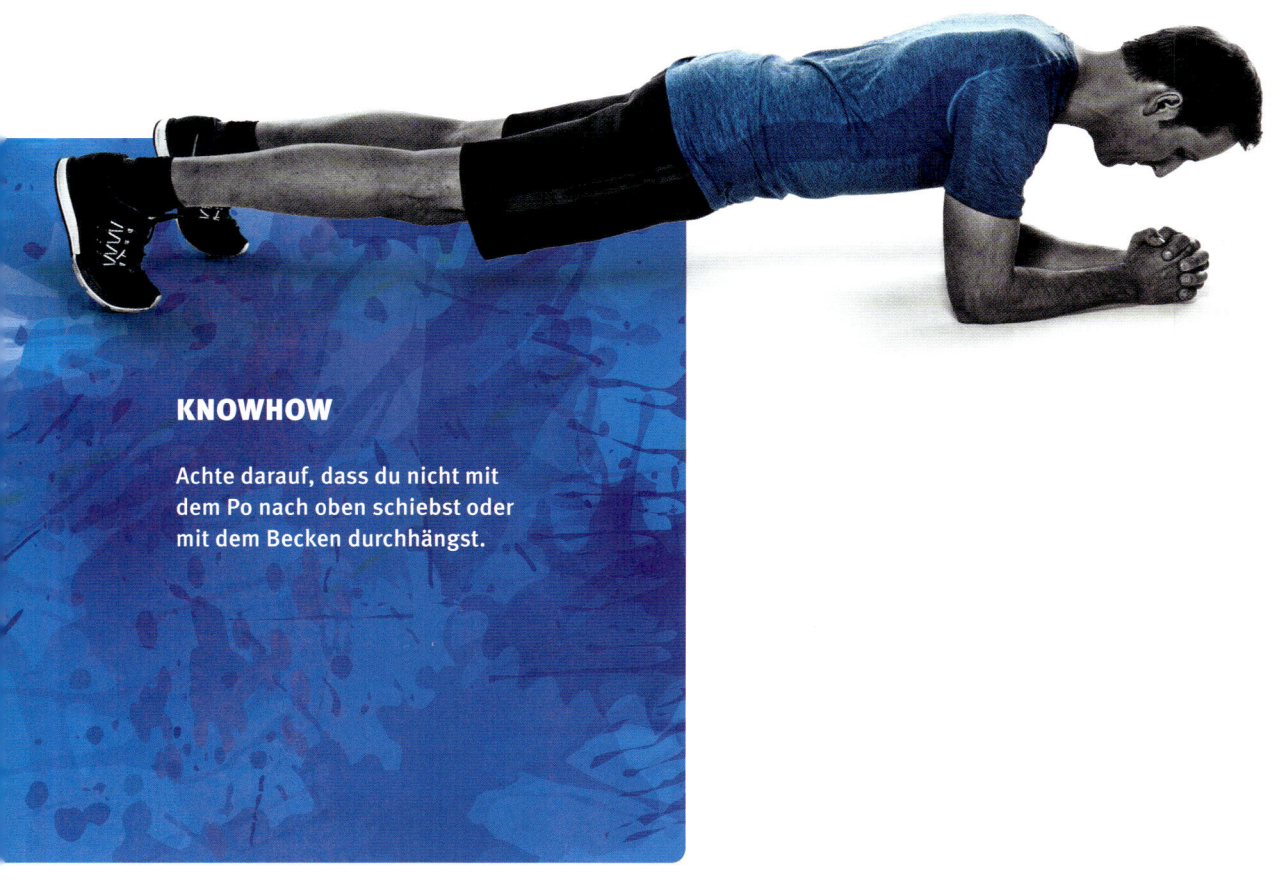

KNOWHOW

Achte darauf, dass du nicht mit dem Po nach oben schiebst oder mit dem Becken durchhängst.

Level 2: Fordert besonders die schrägen Bauchmuskeln.

1 Gehe in die Plank-Position wie in Level 1 beschrieben.

2 Anstatt die Position nur zu halten, bewegst du dich nun ganz leicht hin und her: Ver-schiebe das Gewicht von rechts nach links und wieder zurück in einer kontrollierten Bewegung, sodass die Belastung auf einer Seite immer für einen Moment intensiviert wird.

Fahre für die auf Seite 71 angegebene Dauer mit der Bewegung fort.

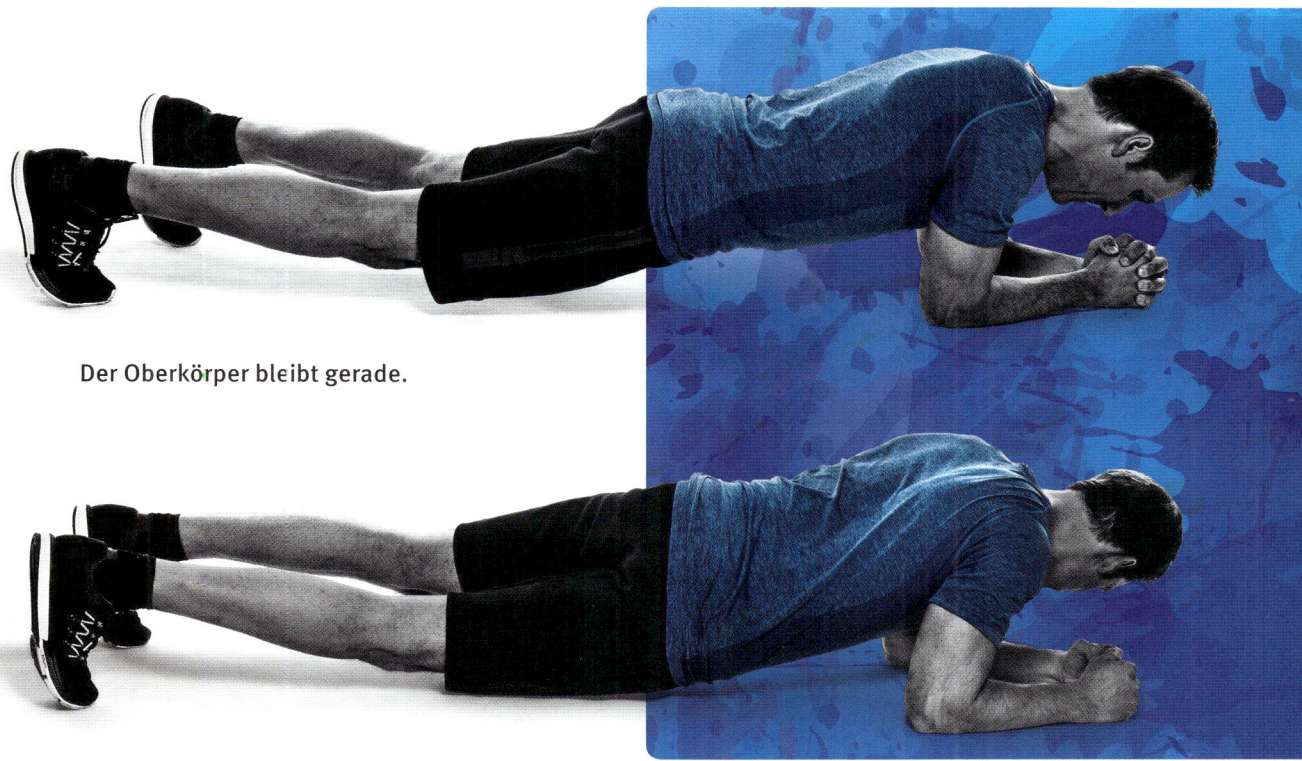

Der Oberkörper bleibt gerade.

Level 3: Aktiviert die Rumpfmuskulatur und die quergestreiften Bauchmuskeln.

1 Jetzt bleibt in der Plank-Position der Oberkörper wieder ruhig, wie in Level 1.

2 Allerdings drehst du dich jetzt wie beim Twist Jump (siehe Seite 76) mit einer kleinen Rotationsbewegung im Becken einmal nach links und dann nach rechts ein. Immer im Wechsel.

Fahre für die auf Seite 71 angegebene Dauer so fort.

BAUCHLAGE OBERKÖRPER ANHEBEN

Level 1: Aktiviert die Rückenmuskulatur im Brustwirbelsäulenbereich, stabilisiert die Lendenwirbelsäule.

1 Komme in die Bauchlage. Die Beine sind nach hinten ausgestreckt und die Fußspitzen sind aufgestellt. Die Arme liegen neben dem Körper und zeigen zu den Füßen. Die Handrücken zeigen nach oben.

2 Aktiviere die Oberschenkel- und Pomuskulatur. Der Bauchnabel zieht weg vom Boden Richtung Wirbelsäule.

3 Hebe Kopf und Brustkorb nun minimal vom Boden ab. Hebe die Arme ebenfalls vom Boden ab und ziehe mit den Fingerspitzen Richtung Füße. Bringe die Schulterblätter nach hinten unten und strecke Kopf und Nacken lang nach vorn.

Halte die Position für die auf Seite 71 angegebene Dauer.

INTENSITÄT

Komm mit dem Oberkörper nur so weit nach oben, dass du die Spannung im Rumpf halten kannst und ein gutes Gefühl im Rücken hast. 2 Zentimeter reichen zunächst, mit der Zeit kannst du dich steigern.

Level 2: Fordert den Oberkörper noch intensiver.

1 Baue die Grundspannung so auf wie in Level 1.

2 Die Arme zeigen dieses Mal nicht nach hinten, sondern werden angewinkelt neben den Kopf genommen. Die Fingerspitzen sind an den Schläfen und die Ellbogen nach außen gedreht.

Halte die Position für die auf Seite 71 angegebene Dauer.

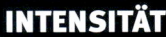

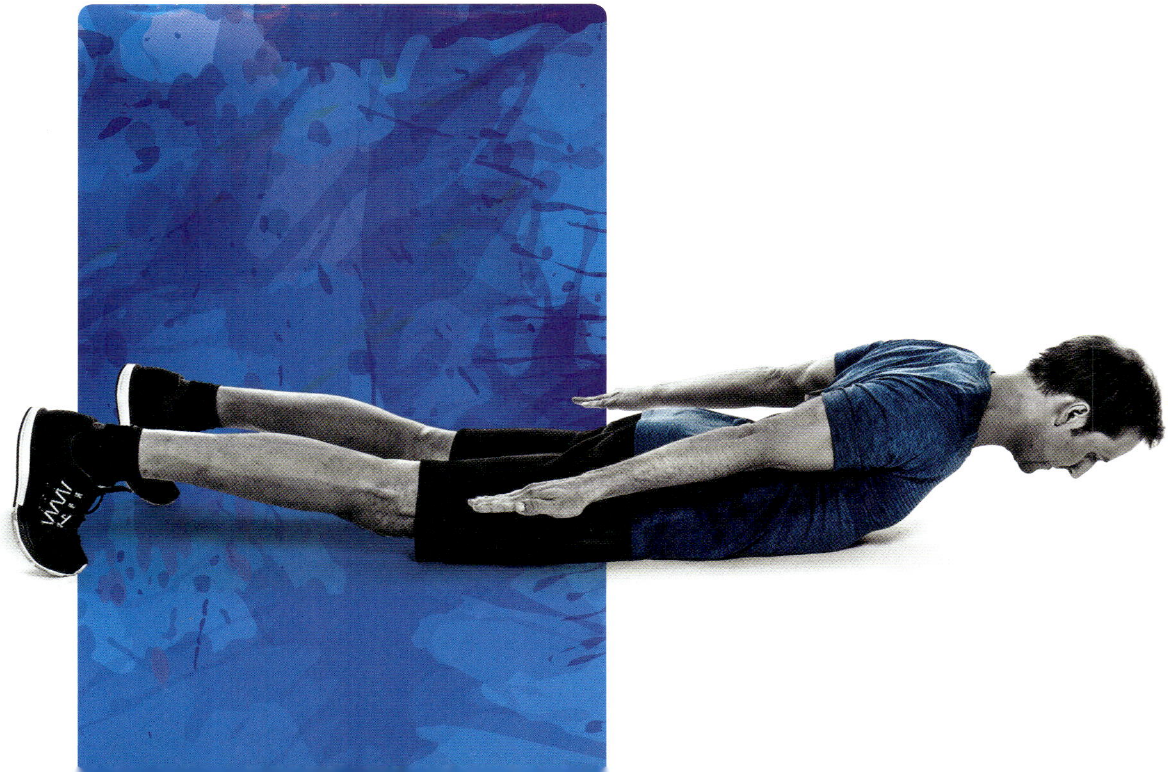

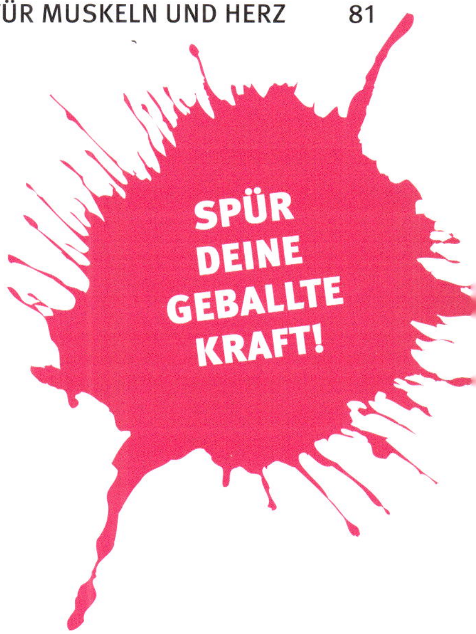

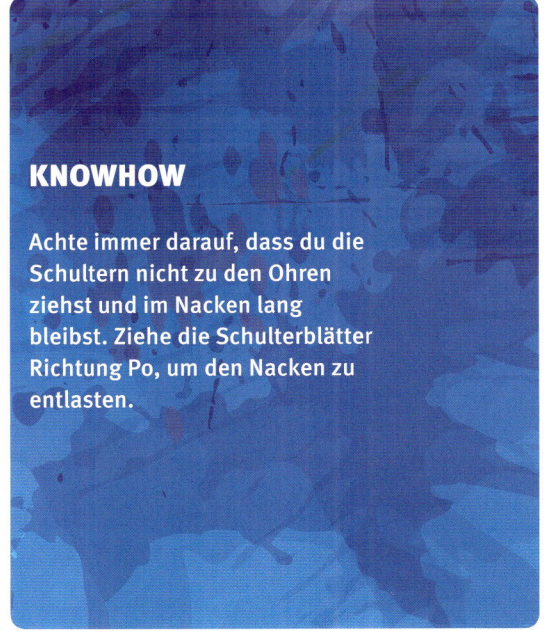

SPÜR DEINE GEBALLTE KRAFT!

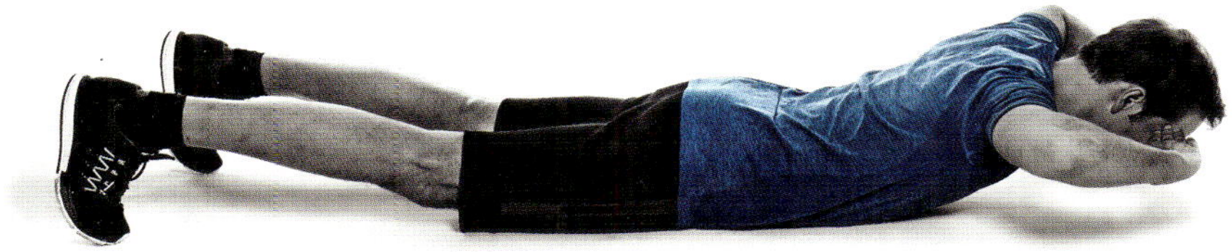

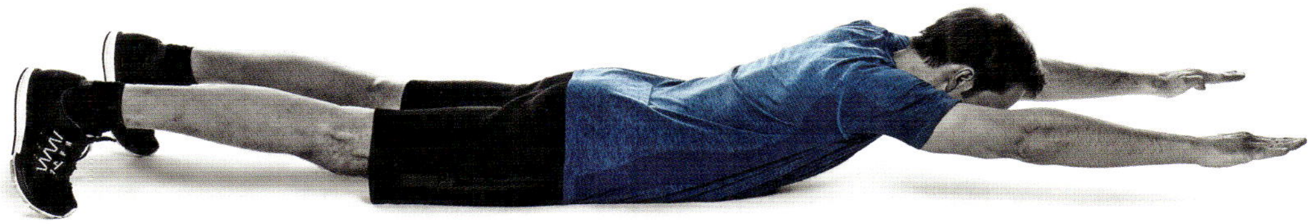

Level 3: Noch mehr Kraftaufwand für den Oberkörper.

1 Baue die Grundspannung so auf wie in Level 1.

2 Die Arme werden jetzt parallel nach vorne gestreckt, die Handflächen zeigen nach unten.

Halte die Position für die auf Seite 71 angegebene Dauer.

KNOWHOW

Achte immer darauf, dass du die Schultern nicht zu den Ohren ziehst und im Nacken lang bleibst. Ziehe die Schulterblätter Richtung Po, um den Nacken zu entlasten.

KNIEBEUGE MIT CROSS-STEP

Level 1: Fördert die Koordination und kräftigt die gesamte Beinmuskulatur.

1 Du stehst aufrecht, die Füße sind hüftbreit auseinander, die Arme hängen locker neben dem Körper herab.

2 Öffne die Beine mit einem Schritt zur rechten Seite und gehe dabei in die Hocke (Squat). Der Po geht nach hinten, als wolltest du dich auf einen Hocker setzen. Die Arme streckst du nach vorn, die Hände legst du auf Brusthöhe ineinander.

3 Komme zurück in die Ausgangsposition mit hüftbreit geöffneten Beinen. Anschließend startest du den nächsten Squat.

Mache die Squats für die auf Seite 71 angegebene Dauer.

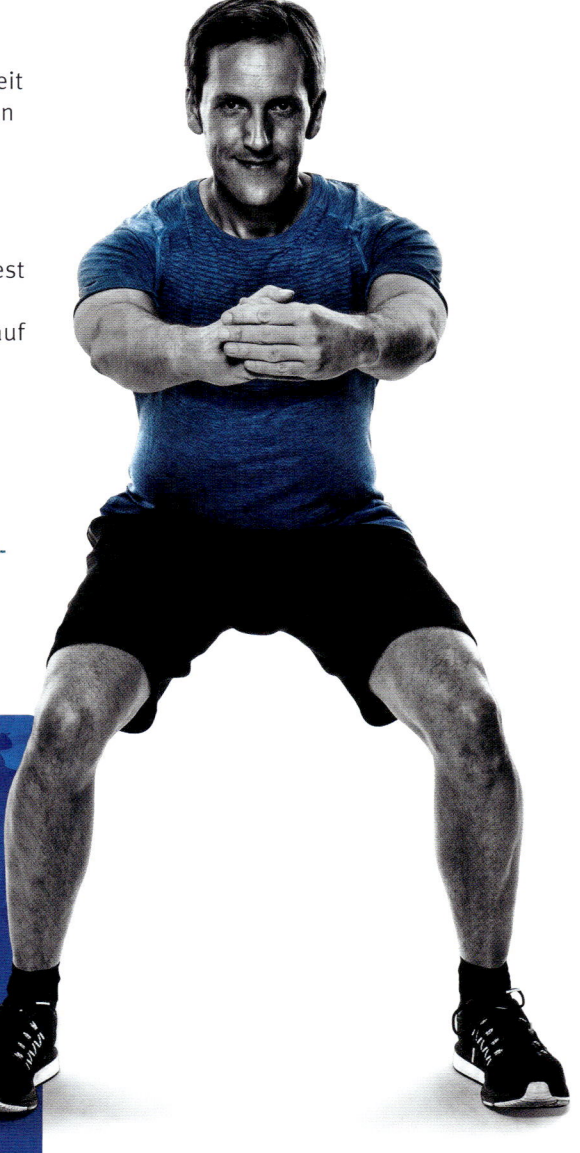

KNOWHOW

Achte während der ganzen Übung darauf, dass der Oberkörper gestreckt bleibt und das Gewicht auf dem ganzen Fuß verteilt ist. Die Knie sollen stabil bleiben und nicht nach innen oder außen wegknicken.

Level 2: Jetzt wird's noch anspruchsvoller in Sachen Koordination.

1 Wenn du dich aus dem Squat wie bei Level 1 beschrieben wieder aufgerichtet hast, kreuzt du das rechte Bein hinter dem linken. Halte die Knie dabei leicht gebeugt. Das Gewicht ist auf dem rechten Bein und auf dem linken Fußballen.

2 Anschließend gehst du wieder in den Squat.

Mache die Squats für die auf Seite 71 angegebene Dauer.

SEITENWECHSEL

Du übst zuerst wieder nur mit der linken Seite, und nach der Cardio-Übung kommt die rechte Seite dran.

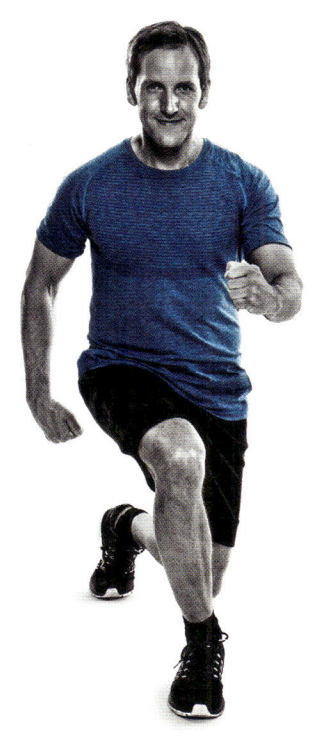

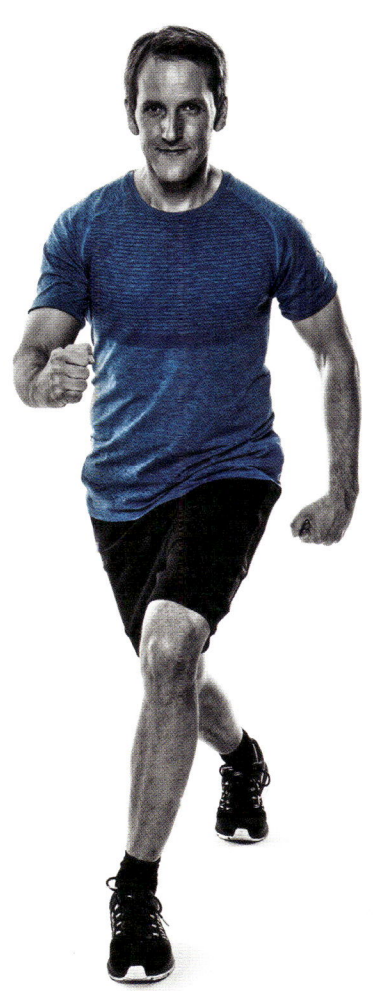

Level 3: Noch mehr Training für Koordination und Gleichgewicht sowie für das Standbein.

1 Komme aus der Aufrichtung nach dem Squat (siehe Level 1) in den Ausfallschritt und senke das hintere Knie tief ab, es darf aber den Boden nicht berühren.

2 Die Arme können locker gegengleich mitgenommen werden.

Mache die Squats für die auf Seite 71 angegebene Dauer.

JUMPING JACK (CARDIO)

Level 1: Bringt dich schön in Schwung.

1 Du stehst aufrecht, die Füße sind mehr als hüftbreit auseinander, die Hände liegen auf den Hüften.

2 Springe mit beiden Beinen gleichzeitig nach außen in einen überhüftbreiten Stand.

3 Springe zurück in die Ausgangsposition.

Hüpfe weiter für die angegebene Dauer (siehe Seite 71).

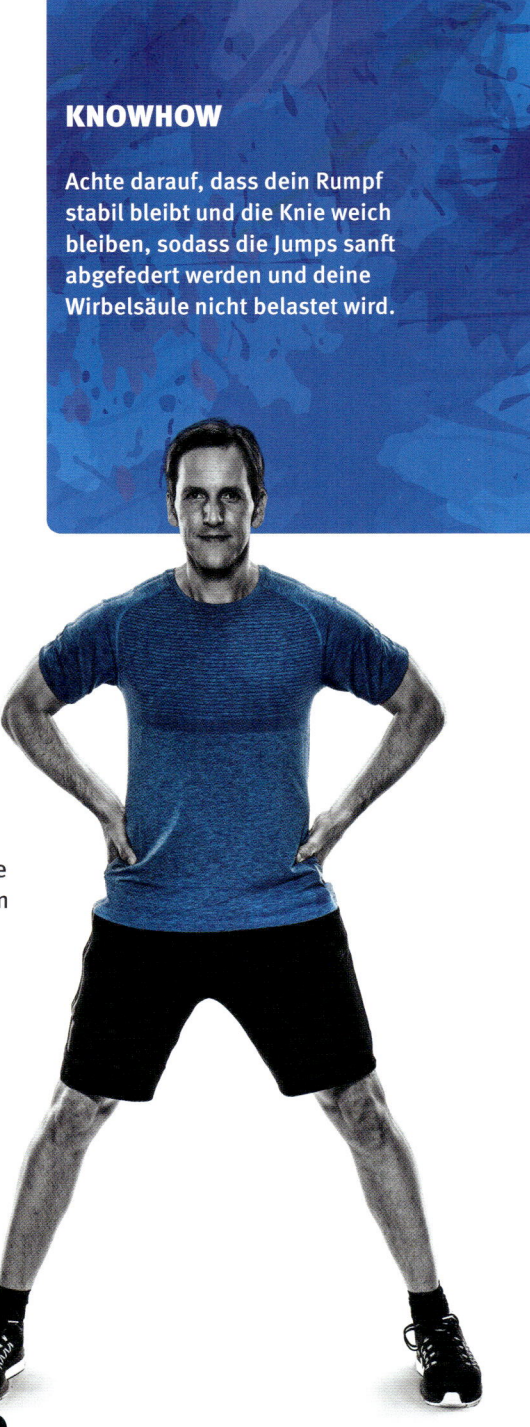

KNOWHOW

Achte darauf, dass dein Rumpf stabil bleibt und die Knie weich bleiben, sodass die Jumps sanft abgefedert werden und deine Wirbelsäule nicht belastet wird.

Wenn du es schaffst, belaste nur die Fußballen, die Fersen sind dann vom Boden abgehoben.

INTENSITÄT

Das Tempo kannst du variieren. Je schneller du springst, desto anstrengender wird es natürlich.

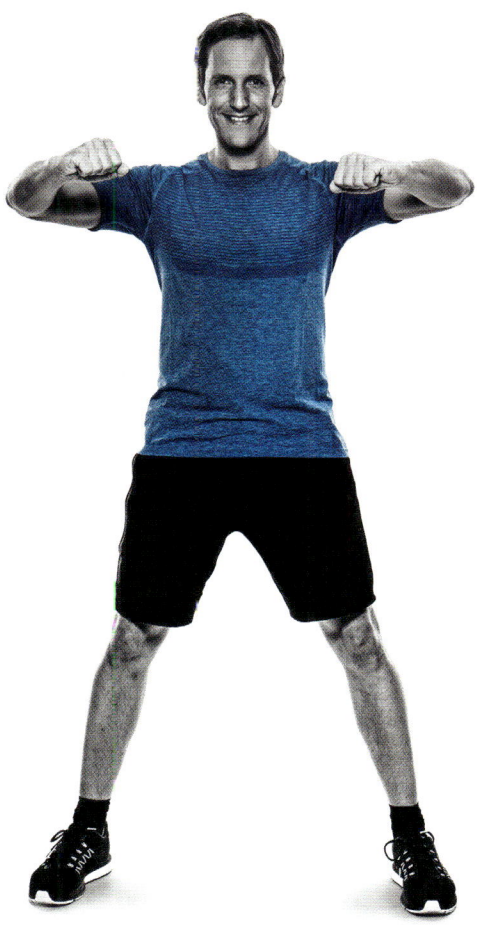

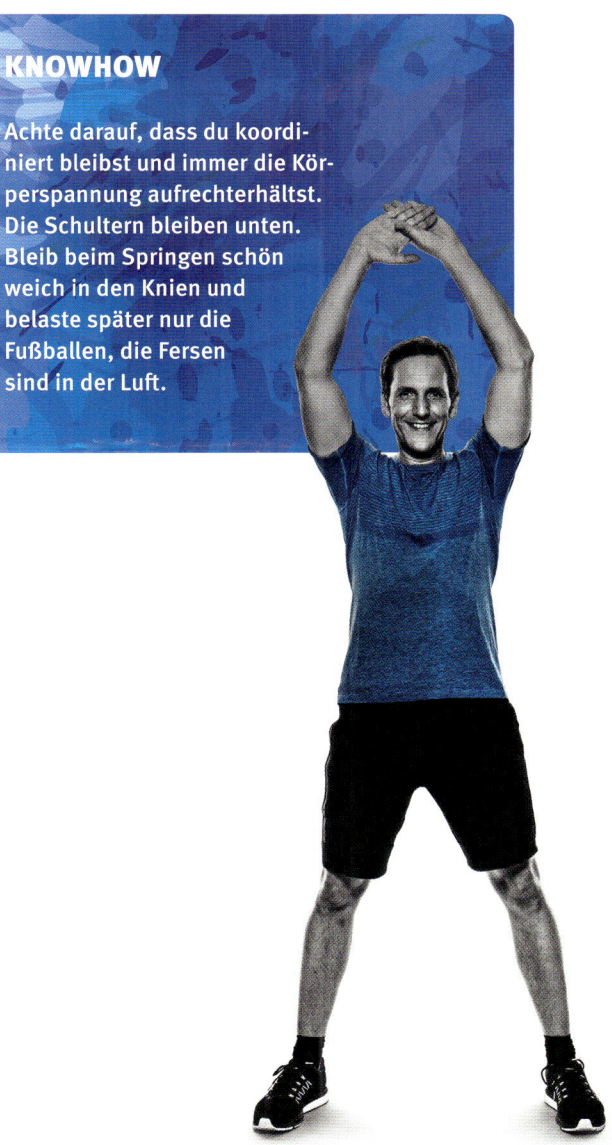

KNOWHOW

Achte darauf, dass du koordiniert bleibst und immer die Körperspannung aufrechterhältst. Die Schultern bleiben unten. Bleib beim Springen schön weich in den Knien und belaste später nur die Fußballen, die Fersen sind in der Luft.

Level 2: Fördert die Koordination und stärkt das Herz-Kreislauf-System.

1 Du stehst aufrecht, die Füße sind mehr als hüftbreit auseinander. Deine zu lockeren Fäusten geballten Hände hältst du etwa auf Brusthöhe vor dem Körper.

2 Springe mit beiden Beinen ganz weich nach außen und nimm gleichzeitig die Oberarme hoch, sodass sie auf Schulterhöhe sind und die Unterarme nach vorn zeigen.

3 Springe zurück in die Ausgangsposition.

Springe weiter für die angegebene Dauer (siehe Seite 71).

Level 3: Intensiviert die Wirkung noch mal aufgrund der Armhaltung.

1 Du stehst aufrecht mit überhüftbreit geöffneten Füßen. Lege die Hände über dem Kopf ineinander.

2 Nun springst du nach außen und dann wieder zurück, immer im Wechsel.

Springe weiter für die angegebene Dauer (siehe Seite 71).

PLANK AUF DEN HÄNDEN (STABI)

Level 1: Fördert die Durchblutung und kräftigt die ganze Rumpfmuskulatur.

1 In der Bauchlage stützt du dich auf die Hände und bringst das Becken nach oben. Die Hände sind senkrecht unterhalb der Schultern und zeigen nach vorn. Die Beine sind gestreckt, die Fußspitzen aufgestellt.

2 Aktiviere deine Bauch-, Po- und Rumpfmuskulatur. Bring die Schultern weit weg von den Ohren und mach den Nacken lang. Der Brustkorb ist geöffnet. Halte die Position so stabil wie möglich. Achte darauf, dass du mit dem Po nicht nach oben schiebst oder mit dem Becken durchhängst.

3 Wippe mit dem Körper leicht vor und zurück. Die Bewegung kommt aus dem Sprunggelenk. Schieb dich vor und wieder zurück in einer dynamischen Bewegung, bei der die Schultern leicht vor die Handgelenke kommen.

Fahre so fort für die angegebene Dauer (siehe Seite 71).

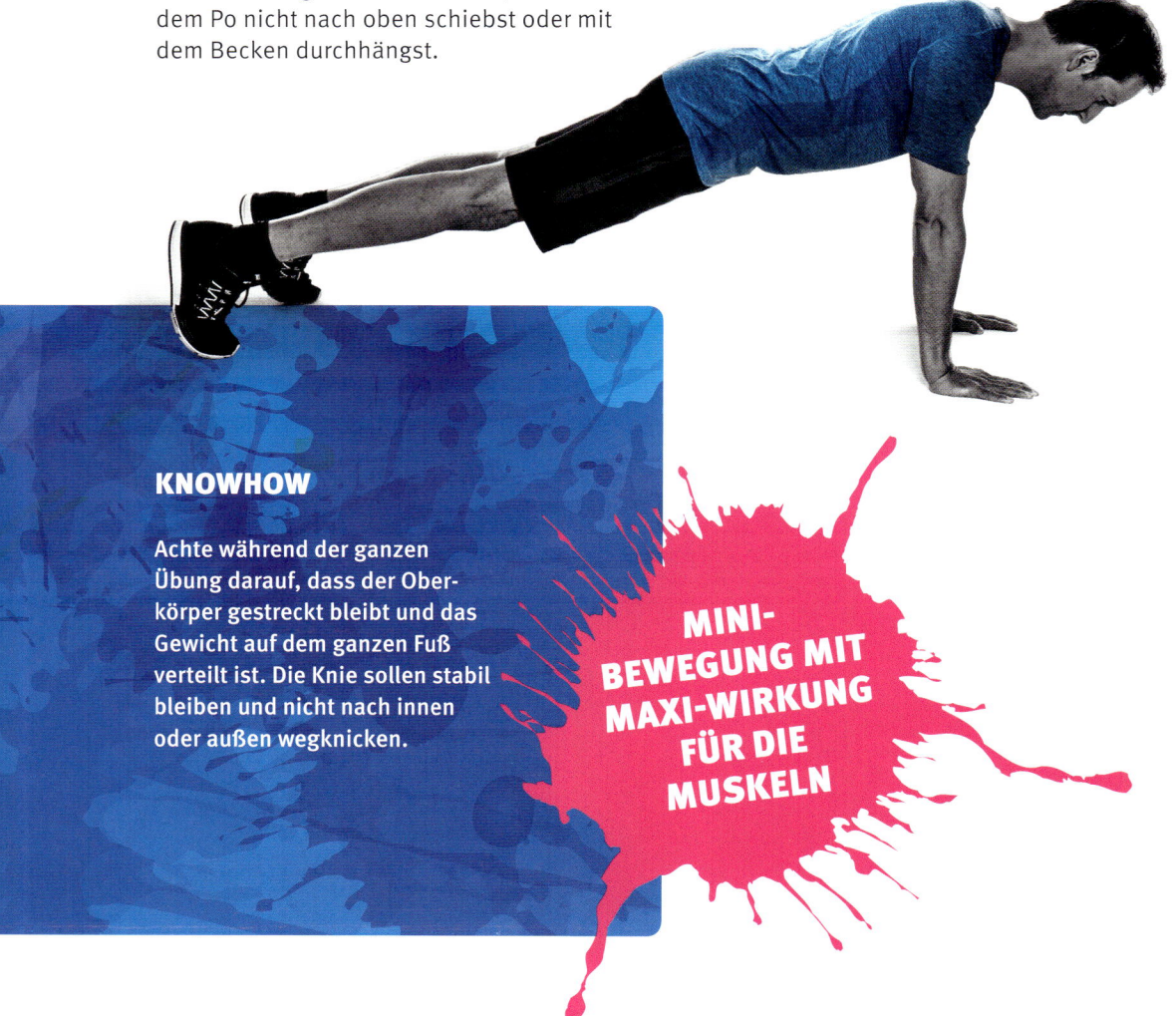

KNOWHOW

Achte während der ganzen Übung darauf, dass der Oberkörper gestreckt bleibt und das Gewicht auf dem ganzen Fuß verteilt ist. Die Knie sollen stabil bleiben und nicht nach innen oder außen wegknicken.

MINI-BEWEGUNG MIT MAXI-WIRKUNG FÜR DIE MUSKELN

Level 2: Fordert zusätzlich intensiv dein Koordinationsvermögen.

1 Komm wieder in die Liegestützposition.

2 Halte den Oberkörper stabil und stelle den linken Fuß mit der Fußspitze auf die Ferse des rechten Fußes.

3 Stelle den Fuß wieder ab und wiederhole die Bewegung mit dem anderen Fuß. Und immer so weiter.

Fahre so fort für die angegebene Dauer (siehe Seite 71).

KNOWHOW

Deine Nasenspitze zeigt in der Liegestützposition immer Richtung Boden, damit dein Nacken mit der Wirbelsäule eine gerade Linie bildet.

Während du die Beine hebst und absetzt, sollte der Schultergürtel möglichst ruhig bleiben und die Hüften gerade. Stelle dir vor, auf deiner Lendenwirbelsäule läge ein Tennisball, der nicht runterfallen darf.

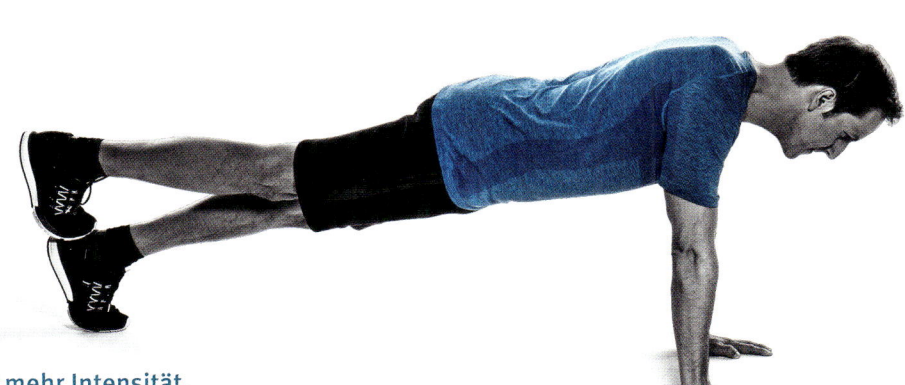

Level 3: Zeitlupe für mehr Intensität.

1 Genau wie Level 2, nur dass die Bewegung jetzt ganz langsam ausgeführt wird, was die Übung intensiviert.

Fahre so fort für die angegebene Dauer (siehe Seite 71).

BAUCHLAGE

Level 1: Aktiviert die Schulterblätter, stärkt die Rautenmuskeln in den Schultern, was für eine aufrechte Haltung sorgt.

1 Begib dich in Bauchlage. Aktiviere wieder Bauch, Po und Oberschenkel und stelle die Fußspitzen auf.

2 Hebe den Kopf vom Boden ab. Blick und Nasenspitze zeigen Richtung Boden. Nimm die Arme im 90-Grad-Winkel angewinkelt neben den Kopf. Die Handflächen zeigen zu den Ohren, die Fingerspitzen nach vorn.

3 Ziehe die Schulterblätter Richtung Wirbelsäule zusammen und ziehe dabei deine Arme nach oben Richtung Decke. Stelle dir vor, du würdest versuchen, mit deinen Schulterblättern eine Nuss zu knacken.

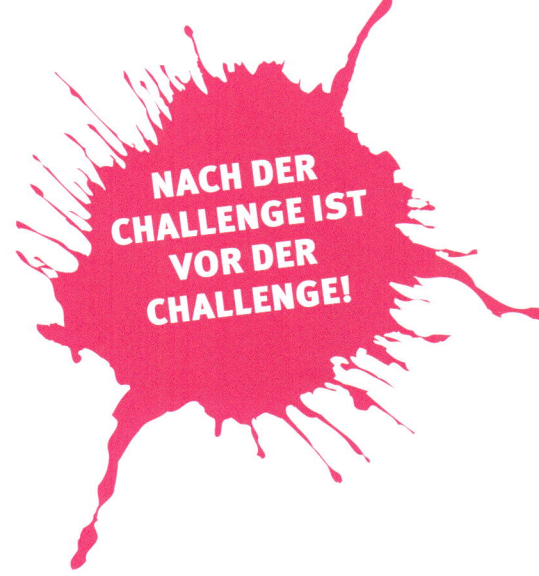

NACH DER CHALLENGE IST VOR DER CHALLENGE!

Fahre für die angegebene Dauer (siehe Seite 71) so fort.

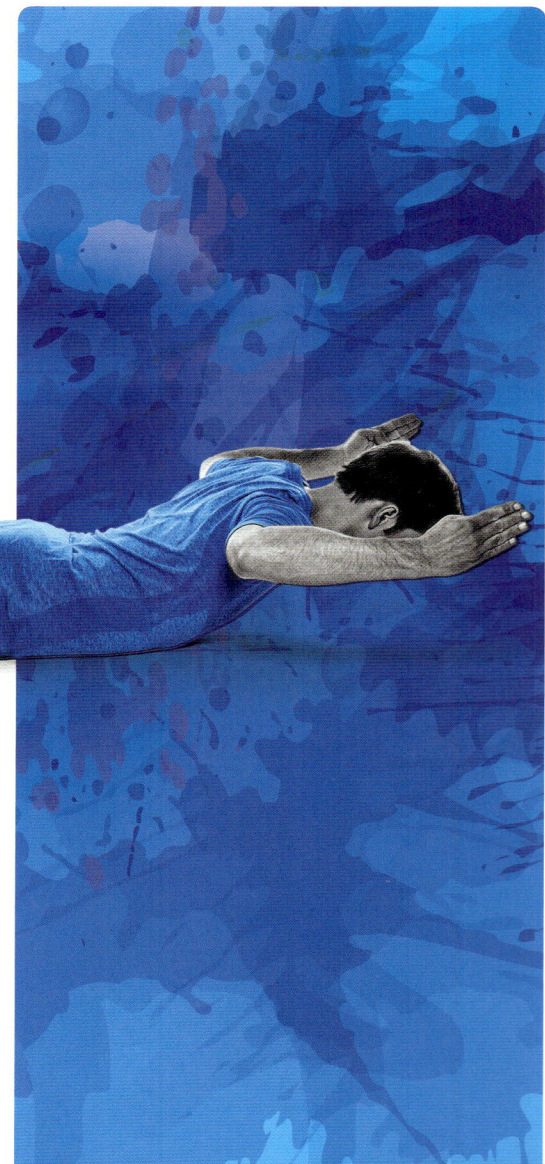

Level 2: Die Hebelwirkung wird intensiviert, da die Arme weiter vorn sind.

1 Die Ausgangsposition ist gleich wie in Level 1. Jedoch werden die Arme jetzt zur Seite weggestreckt. Die Handflächen zeigen nach vorn.

2 Ziehe die Arme nach oben Richtung Decke.

Fahre für die angegebene Dauer (siehe Seite 71) so fort.

KNOWHOW

Achte darauf, dass beim Wippen die Schultern nicht mit hochkommen. Außerdem solltest du die Wippbewegung nur mit den Armen ausführen, der Oberkörper wippt nicht mit.

Level 3: Setzt noch eins obendrauf.

1 Halte die Position wie in Level 2.

2 Zur Steigerung wippst du nun am höchsten Punkt, wenn du die Arme zur Decke ziehst, in einer kleinen Bewegung mit den Armen auf und ab.

Fahre für die angegebene Dauer (siehe Seite 71) so fort.

DEIN PERSÖNLICHER 8-WOCHEN-PLAN

Du kannst dir den folgenden Trainingsplan kopieren und aufhängen. Trage in den Plan ein, wann du welche Einheit absolviert hast. Wenn du mal eine Einheit auf einen anderen Tag verschieben oder zum Beispiel HIT mit Cardio oder Sixpack-Muskeltraining tauschen willst, gestalte das ruhig individuell, egal ob dein Terminkalender es nötig macht oder ob du einfach deinem Bauchgefühl folgst. Nur die grundsätzliche Anzahl an Einheiten pro Woche solltest du einhalten:

Woche 1 bis 4: 2-mal Sixpack, 2-mal Cardio, 1-mal HIT, 2-mal frei
Woche 5 bis 8: 3-mal Sixpack, 2-mal Cardio, 1-mal HIT, 1-mal frei

WOCHE	MONTAG	DIENSTAG	MITTWOCH	DONNERSTAG	FREITAG	SAMSTAG	SONNTAG
1 (Check-up)							
2							
3							
4 (Re-Check)							
5							
6							
7							
8 (Re-Check)							

WOCHE	MONTAG	DIENSTAG	MITTWOCH	DONNERSTAG	FREITAG	SAMSTAG	SONNTAG
1 (Check-up)							
2							
3							
4 (Re-Check)							
5							
6							
7							
8 (Re-Check)							

REGISTER

ÜBUNGSREGISTER

BÜCHER, DIE WEITERHELFEN

Bücher aus dem GRÄFE UND UNZER VERLAG

Fit! Die besten Workouts von GU. Mehr Kraft, Ausdauer und Gesundheit

Bimbi-Dresp, Michaela: *Das große Pilates-Buch (mit DVD)*

Bingemer, Susanna: *Kochen mit Superfoods*

Bingemer, Susanna: *Superfoods. Kraftpakete aus der Natur*

Cohen, Jennifer; Colino, Stacey: *Strong is the new skinny*

Despeghel, Michael: *Ran an den Bauch. Das Ernährungsprogramm (E-Book)*

Dobrovicova, Martina; Hickisch, Burkhard; Guth, Christian: *Superfood-Smoothies*

Froböse, Ingo: *Rücken-Akut-Training (mit DVD)*

Göbl, Ulrike: *Clean Eating*

Grillparzer, Marion; Kittler, Martina: *Simple GLYX. Das Kochbuch*

Hickisch, Burkhard: *Green Power*

Kurth, Valerie; Mouroum, Marie: *Slim Kick. Kampfsporttraining, das richtig reinhaut*

Lang-Reeves, Irene; Villinger, Thomas: *Beckenboden-Training (mit CD)*

Schaenzler, Nicole: *Risiko Bauchfett*

Tempelhof, Siegbert; Weiss, Daniel; Cavelius, Anna: *Faszientraining*

Tschirner, Thorsten: *Das 8-Minuten-Muskel-Workout ohne Geräte (mit DVD)*

Tschirner, Thorsten: *Fit mit dem Thera-Band*

Weiss, Daniel: *Taping*

Zippel, Christian; Fischer, Alex: *Animal Moves*

Zylla, Amiena: *Dynamisches Faszien-Yoga (mit DVD)*

Bücher anderer Verlage

Grimm, Hans-Ulrich: *Die Suppe lügt. Die schöne neue Welt des Essens*. Knaur

Maslow, Mark: *Looking good naked. Schlank, definiert & sexy mit Hanteltraining und Blitzrezepten*. Südwest

Müller-Wohlfahrt, Dr. Hans-Wilhelm: *Mensch, beweg dich! So stärken Sie Ihr Bindegewebe*. dtv

Regelin, Petra; Mommert-Jauch, Petra: *Nordic Walking – aber richtig!* BLV

Shobeiri, Seyit Ali; Brüggemann; Gela: *No Excuses!* Falken

ADRESSEN, DIE WEITERHELFEN

www.felixbauer-sports.de
Homepage von Personal Trainer Felix Bauer

www.sat1.de/personen/jan-hahn
Profil von Jan Hahn bei SAT.1

www.fitnessfirst.de
Hier findest du ein passendes Fitnessstudio beziehungsweise einen Personal Trainer in deiner Nähe.

www.pilates-verband.de
Pilates ist ein sehr effektives, ursprünglich für Tänzer entwickeltes Training für eine stabile und bewegliche Mitte. Hier findest du Angebote in deiner Nähe.

www.yoga.de
www.yoga.at
www.swissyoga.ch
Yogaübungen (Asanas) sind hervorragend geeignet, um Muskeln aufzubauen, körperliche Dysbalancen auszugleichen und den Geist zu entspannen. Hier findest du einen Kurs in deiner Nähe.

IMPRESSUM

© 2016 GRÄFE UND UNZER VERLAG GMBH, München

Konzept & Projektleitung
Barbara Fellenberg

Lektorat
Barbara Kohl

Bildredaktion
Barbara Fellenberg

Layout
wieschendorf design, Berlin

Umschlaggestaltung
h3a Mediengestaltung und Produktion GmbH, Andreas Grassinger

Herstellung
Martina Koralewska

Satz
griesbeckdesign, München

Reproduktion
Medienprinzen, München

Druck und Bindung
Printer Trento, Trento

ISBN: 978-3-8338-5713-3

1. Auflage 2016

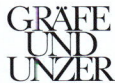

GRÄFE
UND
UNZER

Ein Unternehmen der
GANSKE VERLAGSGRUPPE

Bildnachweis

Fotoproduktion (Innenteil und Cover)
Bernd Jaworek, Berlin

Weitere Bilder
Fotolia: S. 27, 30; iStockphoto: S. 29

Syndication
www.seasons.agency

Videoproduktion
Celebrity Sports Media by Detlef Soost

Executive Producer
Detlef Soost & Stephan Strauß

Wichtiger Hinweis

Die Gedanken, Methoden und Anregungen in diesem Buch stellen die Meinung beziehungsweise Erfahrung der Verfasser dar. Sie wurden von den Autoren nach bestem Wissen erstellt und mit größtmöglicher Sorgfalt geprüft. Sie bieten jedoch keinen Ersatz für kompetenten persönlichen medizinischen Rat. Jede Leserin, jeder Leser ist für das eigene Tun und Lassen auch weiterhin selbst verantwortlich. Weder Autoren noch Verlag können für eventuelle Nachteile oder Schäden, die aus den im Buch gegebenen praktischen Hinweisen resultieren, eine Haftung übernehmen.

Die GU-Homepage finden Sie unter www.gu.de

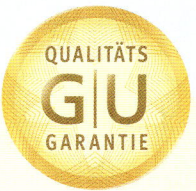

Liebe Leserin, lieber Leser,

haben wir Ihre Erwartungen erfüllt? Sind Sie mit diesem Buch zufrieden? Haben Sie weitere Fragen zu diesem Thema? Wir freuen uns auf Ihre Rückmeldung, auf Lob, Kritik und Anregungen, damit wir für Sie immer besser werden können.

GRÄFE UND UNZER Verlag
Leserservice
Postfach 86 03 13
81630 München
E-Mail:
leserservice@graefe-und-unzer.de

Telefon: 00800 / 72 37 33 33*
Telefax: 00800 / 50 12 05 44*
Mo–Do: 9.00 – 17.00 Uhr
Fr: 9.00 – 16.00 Uhr
(* gebührenfrei in D, A, CH)

Ihr GRÄFE UND UNZER Verlag
Der erste Ratgeberverlag – seit 1722.

www.facebook.com/gu.verlag

Mehr Energie, mehr Wohlbefinden!

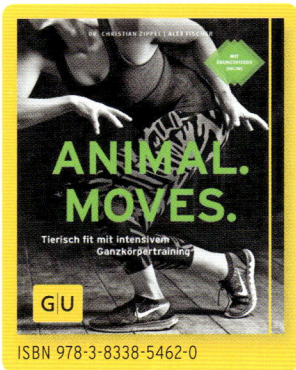
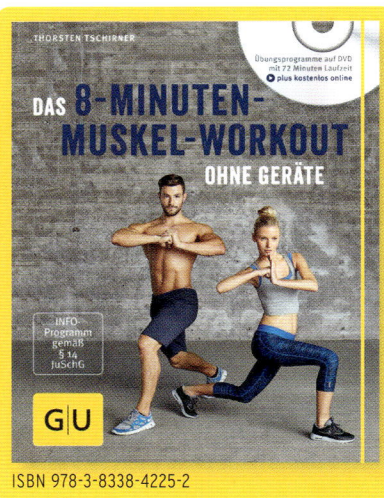
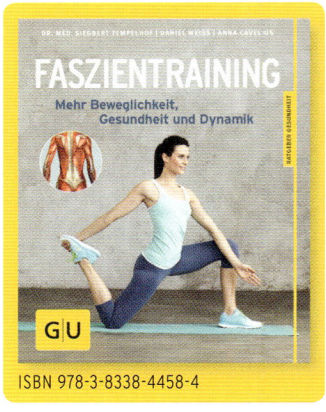
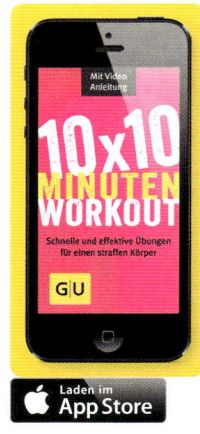
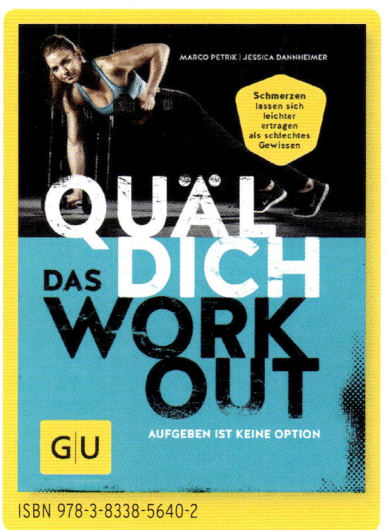
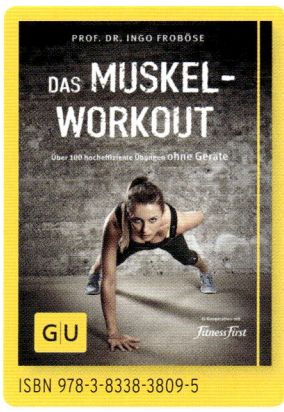
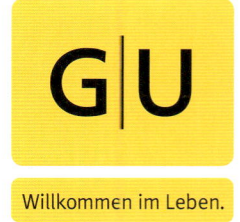